イライラ・不安・ストレスが

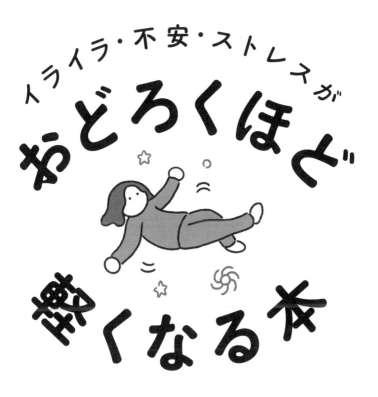

おどろくほど

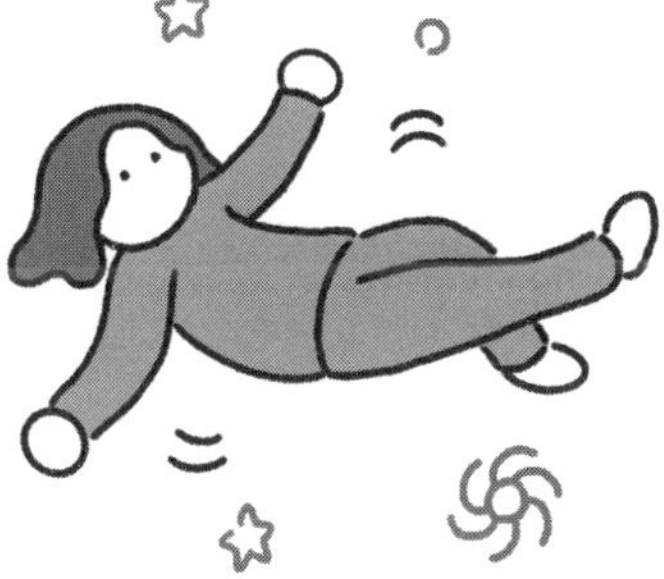

軽くなる本

心理学者

内藤誼人

Yoshihito Naito

はじめに

読者の皆さんは今、どんな気持ちで本書を手に取っているでしょうか。


本当にこのままでいいのか、将来が何となく不安……。

思い通りにいかないことばかりで、焦ってばかり……。

人から気がかりなことを言われて、モヤモヤが晴れない……。


こういう気持ちに心当たりはないでしょうか。

私たちは一人で生きているわけではありませんから、日々たくさん降りかかるストレスから逃れることはできません。

家族からの心ないひと言、職場での人間関係、友達からの面倒なチャット、電車や街中での不愉快なこと、とんでもないニュース・事件の数々……。そう、私たちが暮らす現代社会は、ストレスを引き起こす「要因」に満ちあふれているのです。

ですからほんの少しでも油断をしていると、たちまち気持ちが押しつぶされ、参ってしまうなんてことは珍しくありません。

それなのに、こうしたイライラや不安・不満やストレスについて、正しく理解する機会はほとんどありません。

また、ストレス解消のスキル（技術）を磨こうにも、その方法を教えてくれる人はほとんど身近にいないのが正直なところでしょう。

まったく何の準備もせずに、ストレス社会を生き抜こうとするのは、いくらなんでも無謀というものです。これはちょうど、泳ぎ方も知らないのに、海や川にいきなり飛び込むのと似ています。それは、あんまりですよね。

でも実際は、多くの人がまったく何の準備もせずに、ストレス社会を生き抜こうともがいているのが実態なのです。

ところで、私が専門にしている心理学の世界では、人々が抱える悩みやストレスについて、多くの研究がなされています。人の心理を解明し、毎日を生きやすくするための方法について、数多くの実験が行われていて、実践しやすいスキルや方法論に落とし込まれた知見も少なくありません。

そこで本書では、こうした世界中の心理学の知見をもとに、読者の皆さんの悩みやストレスを軽くする手法をとことんご紹介していきます。

そもそもストレスというものは、その対処法さえ身につければ、まったく怖くありません。本書をお読みいただければ、ストレスの正しいメカニズムも理解でき、ストレスを感じたとしても簡単に解消できるようになるはずです。

なぜそう断言できるのかというと、本書でご紹介していく知識や技術は、科学的な研究によって、「効果アリ」と証明されたものばかりだからです。きちんとした実験で明らかにされた方法だけをご紹介していきますので、どうか安心して実践してみてください。


「なるほど、だから、私はストレスを感じやすいのか」

「ほうほう、こうすればストレスフリーな人生を歩めるんだな」

「あっ、この方法なら自分でもできそうだ」


そんな風に感じていただければ、著者としてこれ以上の喜びはありません。

ストレスをまったく感じずに生きていくことはできませんが、その解消法をしっかりとマスターしておけば、不必要に恐れることもなくなります。

それでは、最後までよろしくお付き合いください。

内藤誼人

目次

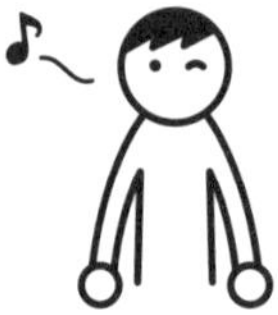

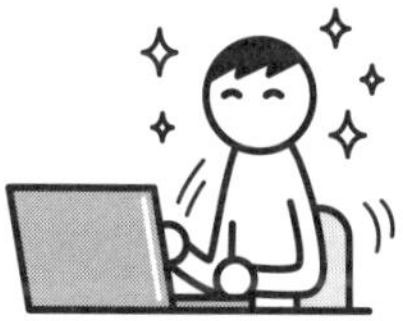

第2章

心の疲れを今すぐリセット

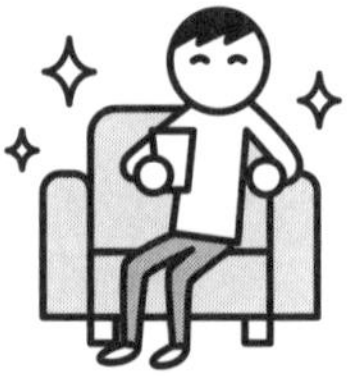

第3章

もう人付き合いで消耗しない

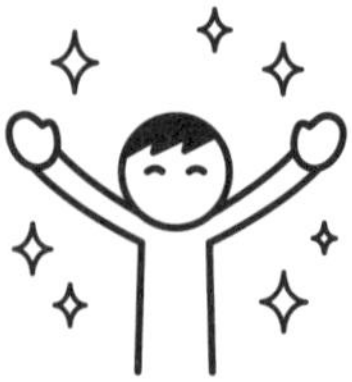

第 4 章

ストレスフリーな毎日をつくる

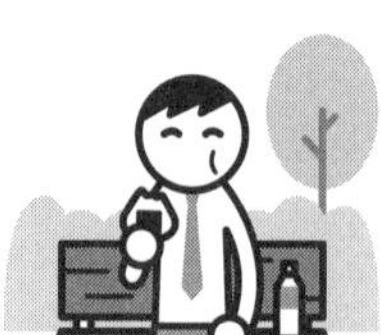

第5章 ネガティブな自分をアップデートする

優秀

第 6 章

いつでも自分らしくあるために

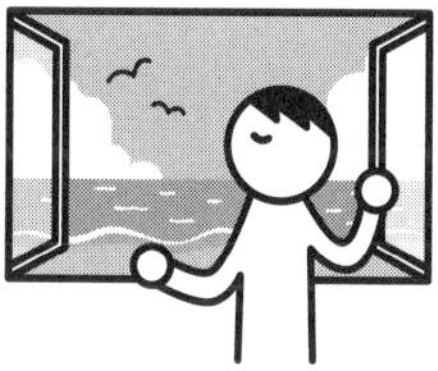

第1章

考え方ひとつで心はラクになる

ストレスを感じることは「心の筋トレ」になる

ストレスのある生活とない生活では、どちらが望ましいでしょうか。

「そんなの、ストレスがないほうに決まっているじゃないか！」と思いますよね。

ですが、ストレスを感じる状況から逃げまくるのではなく、むしろ自分から積極的にストレスを感じるようチャレンジしてみるのも、決して悪くはありません。

なぜかというと、**ほどほどのストレスを感じるようにしていると、ストレスへの「耐性」がついてくるから**です。

カリフォルニア大学ロサンゼルス校のラリッサ・ドゥーリーは、過去6年以内に初期の乳がんと診断された122名の女性に、どれくらいがんに関する不安や悩みを抱えているかを尋ねてみました。

また、自分の人生において、家庭、学業、仕事、金銭、恋愛などでどれくらいスト

ストレスへの耐性はつけられる

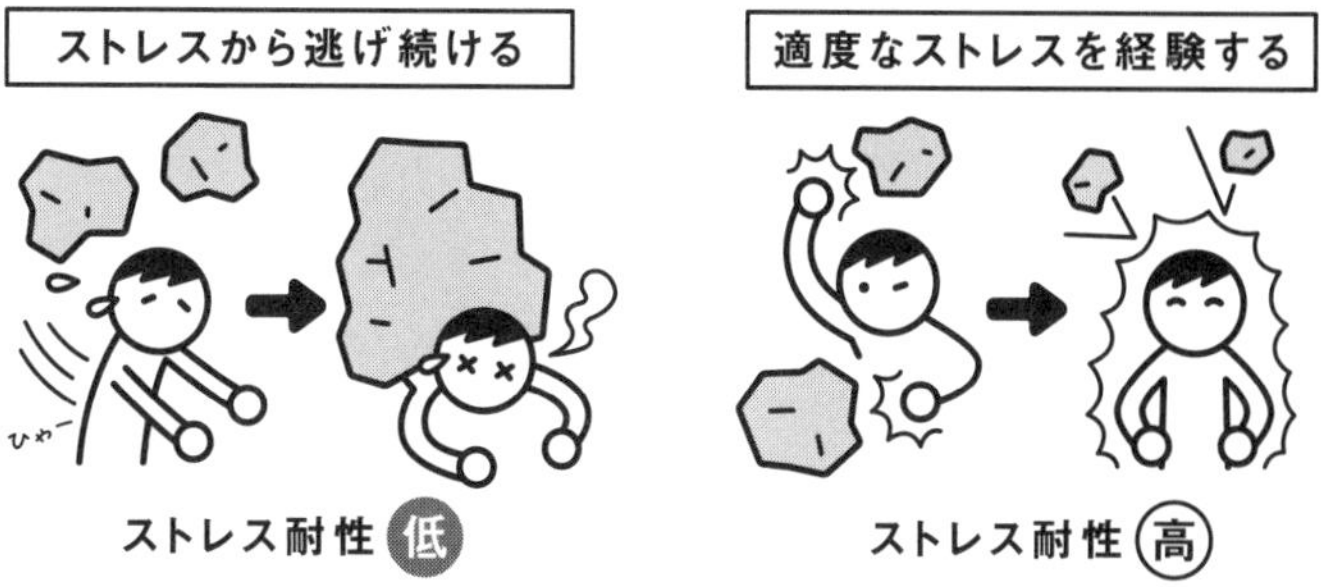

レス経験をしてきたのかも聞きました。
すると、人生のいろいろな局面でほどほどのストレスを感じてきた人ほど、ストレスへの耐性が高く、乳がんになってもそんなに悩まないことがわかったのです。

ほどほどのストレスを感じることは、決して悪いことではありません。

特に若いうちには、ストレスを感じることもどんどんやったほうがいいですよ。

ストレスから逃げ続けているだけでは、いつまで経っても耐性はつきません。ワクチン接種と一緒で、**弱い形でのストレス経験をしておくと、その後のもっと強いストレスにも耐えられるようになります。**

人生においては、いろいろと失敗しておいたほうが、失敗にも慣れてきて、そんなに気分がへこまなくなります。若いうちにはどんどん失敗したほうがいいのです。

スポーツ選手は、あえて苦しいトレーニングをし、負荷の高い運動をすることで、筋肉の繊維を破壊します。わざと身体に悪いことをするのです。

ですが、いったん破壊された筋肉の組織は、再生するときに、破壊される前の状態よりもさらに強く再生されるのです。元の筋肉よりも強くなるので、この現象は「超回復」と呼ばれています。

ほどほどのストレスを経験しておくことは、筋肉を太くするのと同じようなことです。小さなストレスをいくつも乗り越えるうちに、大きなストレスに対しても蚊に刺されたくらいにしか感じなくなります。

ストレスを感じずに一生ずっと生きていければいいのですが、現実にはそういうわけにはいきません。ですので、弱いストレスなら、どんどん経験することでむしろ自分のストレス耐性を高めたほうがいいのです。

想像の方がイヤなもの

もし交通事故に遭って脊髄《せきずい》損傷になったら、読者のみなさんはどういう気持ちになるでしょうか。一生、車いす生活になることを想像するだけで、とても苦しそうで、とても悲しい思いをするだろうな、と思うのではないでしょうか。

ところが、現実に脊髄損傷になった人に聞いてみると、どうもそうではないことが明らかにされています。

米国コロラド州イングルウッドにあるクレイグ病院（神経リハビリテーションの専門施設）のケネス・ガーハートは、153名の救急病棟のナースや医療関係者に、もしあなたが脊髄損傷になったとしたら、「生きているだけでもよかった」と思うかどうか聞いてみました。すると「生きていてよかったと思う」と答えた人は18％しかいませんでした。

悩みを自分で大きくしない

「そうなったらどうしよう」
と考える

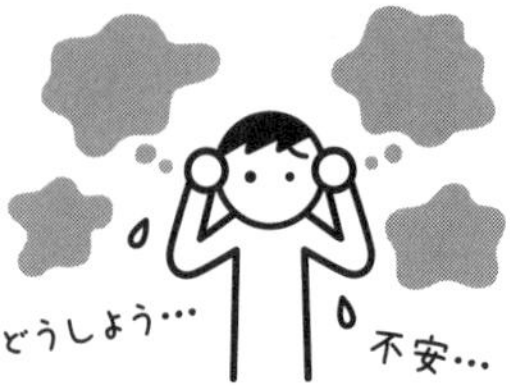

「たいしたことはないかも」
と考える

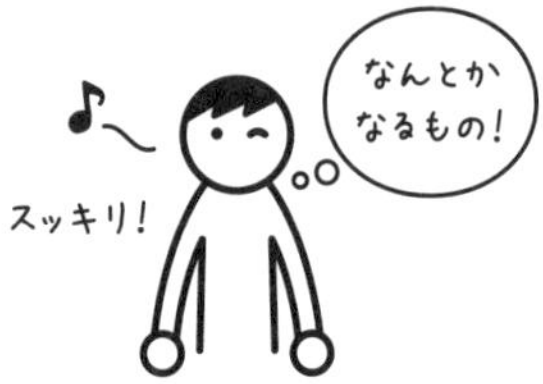

ところが、実際に事故に遭った患者に同じことを聞くと、なんと92%が「生きているだけでよかった」と答えたのです。

事故に遭うことは不幸なことには違いありませんが、当事者はというと、そんなに落ち込んでばかりというわけではなく、むしろ「生きていてよかった」という喜びのほうを強く感じるものなのです。

不安や心配もそうで、**不安に思っていることが実際に起きたとしても、「なんだ、こんなものか」と思うことのほうが現実には多い**のです。

私たちは、心配事について自分の頭の中で勝手に大きくしてしまうものですが、実際にそれが起きてみると全然たいしたことはなかった、ということは少なくありません。拍子抜けすることもあるでしょう。

派遣社員や契約社員として働いていて、「いつ契約が打ち切られてしまうだろう」とビクビクしている人は、失業することに大きな不安を抱えているに違いありません。

けれども、実際に契約が打ち切られても、「なんだ、こんなものか」と思うくらいですみます。失業したからといって、生命まで奪われるわけではないのですし、新しい職場を探せばすむことですからね。むやみにおびえる必要はまったくないわけです。むしろ、イヤな職場から離れられて、ラッキーと思うことだってあるかもしれません。

大切なことは、自分で悩みを大きくしないこと。

「○○になったら、どうしよう?」という思考ではなく、「○○しても、実際にはたいしたことはないかも?」という思考をとりましょう。そのほうがむやみにおびえることもなく、スッキリとした心で生きていくことができます。

たとえどんなに不幸な出来事が起きたとしても、命さえとられずにすむのであれば、何も怖いことなどありませんよ。

ストレスを予想しておく

人生というものは、苦しいことの連続です。たまにうれしいことがあったりしますが、基本的には辛いこと、苦しいことのほうが圧倒的に多いものです。

ですから、「人生というものは、思うにまかせないもので、苦しいもの」ということをあらかじめ肝に銘じておくといいですよ。

そんなふうに思っていれば、仮にイヤな出来事が起きたとしても、「ほら、やっぱりね」と気楽に受け止めることができますから。

デューク大学のアンドリュー・カートンは、あらかじめ予想しておけば、ストレスを感じる出来事が起きても、そんなに苦しさを感じないことを実験で確認しています。

カートンは、70名の大学生にある文章を読ませ、「a」で始まる単語だけを数えていくという作業をやらせました。この作業はひどく退屈で、うんざりするような作業です。実験的にストレスを引き起こすために、あえてそんなことをさせたのでした。

また、作業中には監督者があれこれと話しかけたりして邪魔をすることになっていました。これはストレスをさらに高める操作です。

さて、カートンは作業を始める前に、半分のグループには、「時々、監督者に邪魔をされることもあります」とストレスがあることを予想させておきました。残りの半分にはそういう説明はしませんでした。

すると、ストレスを予想させられたグループでは、邪魔をされてもストレスをそんなに感じずにすみ、作業量も落ちないことがわかったのです。**あらかじめストレスがあることを予想しておけば、私たちはそれに耐えられる**のです。


ちょっと話は変わりますが、これから結婚をする人は、結婚に甘い期待などは抱かないほうがいいですよ。

むしろ、ケンカをしたり、子育てで苦労したりするなど、大変な思いをするものだと思っていたほうがいいでしょう。そのほうが、結婚生活に幻滅しないですみますからね。

結婚に甘い期待を抱いていると、現実には苦しいことのほうが多いので、「だまされた！」「もうイヤだ！」ということになってしまいます。甘い期待を持っているほど、現実の結婚生活に対する幻滅は大きくなります。

これから社会人になろうという人にも同じアドバイスをしておきましょう。どんな仕事もそうだと思うのですが、苦しいことや悲しいことはいくらでも起きます。社会というのは、そういうものです。ヘンに甘い期待などを持っていると、ガッカリすることばかりが起きて、すぐに会社を辞めたいと思うかもしれませんので気をつけてください。

「仕事は苦しいものだ」と思っていたほうが、耐性がついて、けっこう何とかなるものです。

自分に催眠をかけてしまう

「痛いの、痛いの、飛んでいけ」というおまじないがありますよね。

小さな子どもが外で走り回っているときに、転んでヒザから血が出たとしましょう。当然、子どもは大泣きをするわけですが、かけよったお母さんがこの呪文を唱えると、子どもは一瞬で泣きやみ、けろりとしてまた元気に走り出したりします。

痛みというものは、身体的な反応ではあるのですが、心理的な反応でもあります。本人が「痛くない」と思い込むことができれば、それはもう「痛くない」のです。たとえヒザをすりむいて血がにじんでいたとしても、「痛くない」と思えば、痛くもかゆくもなくなってしまうのです。

アイオワ大学のセバスチャン・シュルツ＝スタブナーは、12名の健康なボランティアに、痛みを感じなくなる催眠をかけてから熱風を与えて痛みを感じさせるという実

自分をだましてストレスを減らす

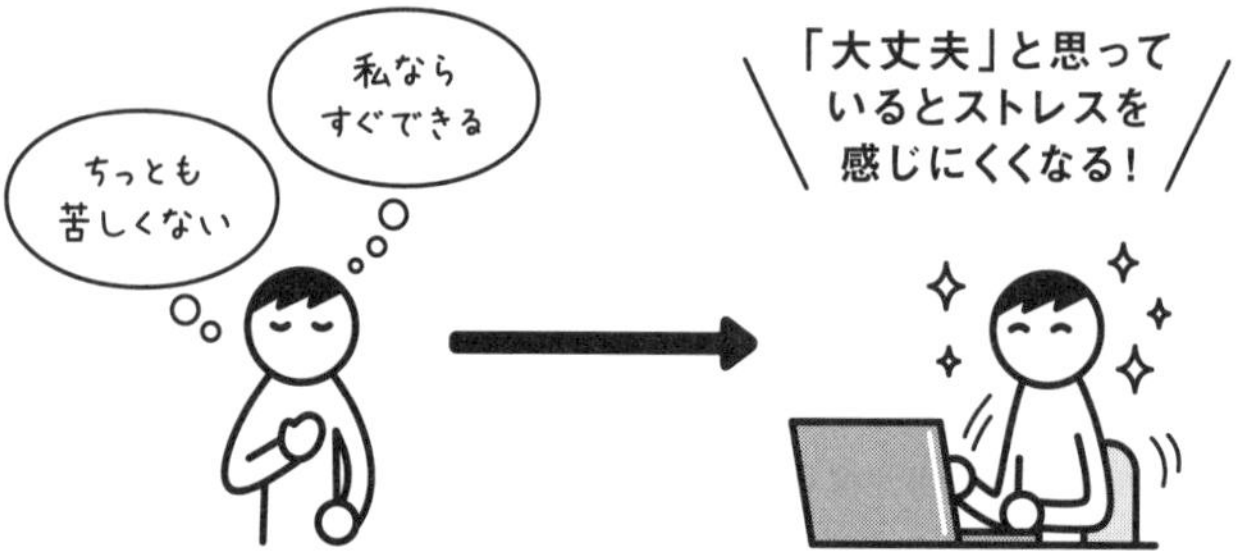
ちっとも
苦しくない
私なら
すぐできる
「大丈夫」と思って
いるとストレスを
感じにくくなる！

験をしてみました。

熱を与えている最中の脳の活動を調べてみると、普通は痛みを感じる脳の領域（一次体性感覚野や帯状回）が活性化するはずなのに、なぜか催眠をかけているとこれらの領域の活性化が抑制できることがわかったのです。

この結果をもとに、シュルツ＝スタブナーは、催眠は麻酔の代わりとしても臨床的に使えるのではないか、とさえ述べています。

ですから、**ストレスを感じるようなことをしなければならないときには、まずは自分で自分に催眠をかけてしまいましょう。**

「こんなのへっちゃら」

「私なら、こんな仕事はすぐに終わる」

「ちっとも苦しくなんてない」

こういう催眠をかけておけば、ストレスを感じずにすみます。身体的な痛みもそうですが、ストレスも本人が「大丈夫」と思っていれば、本当に大丈夫なのです。

苦しい仕事をしなければならないときには、「苦しいな」ではなく、「ラクちん、ラクちん」と声に出してやってみてください。不思議なくらい、苦しさが減らせると思いますよ。

テレビに出てくる催眠術師のショーなどを見ると、「なんとなくウソくさいな」と思われるかもしれませんが、催眠自体は、きちんとその効果が科学的にも確認されている現象ですし、手品でもなんでもありません。

最初はうまくできないかもしれませんが、何度も自分に催眠をかけるようにしていると、次第に催眠にかかりやすくなっていきます。

催眠は、だれにでもできます。**苦しいことをしなければならないときには、まず自分に催眠をかける習慣をつけましょう**。ずいぶん心がラクになると思いますよ。

１００点満点を目指さない

どんな試験もそうだと思うのですが、１００点満点というものは、なかなかとれるものではありません。それなりに勉強をすれば、80点、90点はとれるのですが、そこから先の点数をとるためには、相当に勉強の時間を増やさなければなりません。

１００点と90点では得点がわずか10点しか違わないのに、そのために膨大な時間と労力をかけなければならないことを考えたら、「そもそも１００点なんてとれなくともよい」と割り切ったほうがよいでしょう。

仕事もそうですね。

１００点をとるために相当に大変な思いをしなければならないとしたら、最初から完ぺきを目指さないほうがいいのです。**70点、80点でも「まあ、いいか」と割り切って仕事をしたほうが、ストレスを溜め込まずにすみます。**

スイスにあるチューリッヒ大学のペトラ・ワーツは、50名の健康な中年男性に、完ぺき主義を測定する心理テストを受けてもらい、そのあとで、就職面接を受けるつもりでカメラに向かって自己アピールをしてもらいました。

カメラに向かって話すことは、だれにとっても緊張するものですから、この作業はストレスを高めるためのものです。

さて、参加者たちの自己アピールが終わったところで、だ液を採取させてもらい、だ液に含まれるストレスホルモン（コルチゾール）を測定してみると、最初のテストで完ぺき主義の得点が高い人ほど、ストレスホルモンが多く、ストレスを感じやすいことがわかりました。

何事も完ぺきでなければすまないという人は、ストレスを抱え込みやすいのです。

ですから、あまりに完ぺきな人間を目指さないようにしたほうが、ストレスフリーで生きていけます。

仕事ぶりは、いつでも100点でなければならないのでしょうか。いいえ、そんなことはありません。場合によりますが、70点くらいでもまったくOKということも少なくないはずです。

家庭では、いつでも100点満点のお父さん、あるいはお母さんでいなければならないのでしょうか。いいえ、それは違います。少しくらいだらしなくともかまわないはずです。人間なのですから、欠点のひとつやふたつくらいは大目に見てもらいましょう。

完ぺきを目指したいという気持ちはわからなくもありませんが、それにかかるコストを考えれば、そんなに完ぺきを目指さないほうが疲れずにすみます。少しくらいちゃらんぽらんで、いいかげんでもいいではありませんか。

自分にとって大切なものを明確にしておく

読者のみなさんは、どんなことに価値を置いていますか。

自分が大切に思っているものは何でしょうか。大切なものがいくつかある場合には、その優先順位は、どうなっているのでしょうか。

お金持ちになることであれ、家族を大切にすることであれ、**自分がどんな価値観を持っているのかをきちんと知っておくことは大切です。自分の大切な価値観を意識するようにすると、どうやって生活していけばいいのかの指針が得られるから**です。

価値を置いている多くのもののうち、「家族と一緒に過ごす時間」を一番大切だと思っているという人は、会社の残業をしないとか、友だちと飲みに行くよりも家族との時間を優先するといった行動をとることができるようになります。

仮に「残業をしないとクビになるぞ」と脅されても、「家族が大事」という人は、喜んで辞表を提出することができるかもしれません。なぜなら、それでいいと自分でも納得できるからです。

「お金持ちになること」を一番の価値としている人は、洋服やぜいたく品などは買わずにすべて貯金にまわすでしょう。

同じ服ばかり着回していても、他人の目は気にしません。他人の目を気にするより、お金を貯めることのほうが大切なのですから。人にどれだけ笑われようが、そんなことは自分にとってはどうでもいいことだと割り切ることができるのです。

自分の価値観の優先順位がよくわかっていない人は、どのような基準で行動すればいいのかがわ

自分の価値観を明確にする

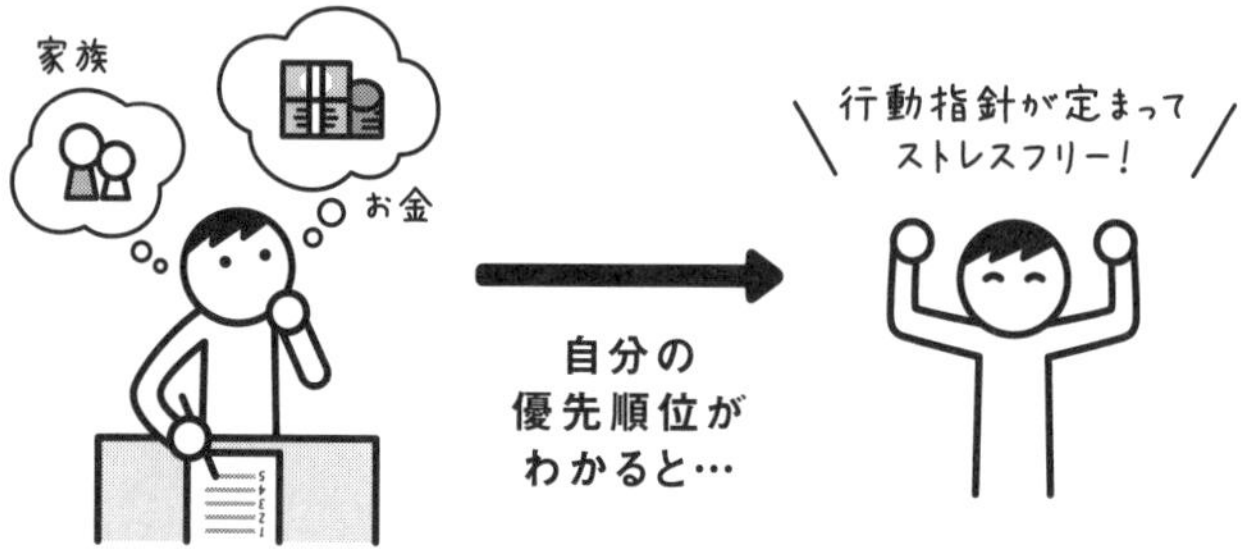
家族
お金
自分の
優先順位が
わかると…
行動指針が定まって
ストレスフリー!

からないので、それがストレスになります。

カナダにあるウォータールー大学のクリスティン・ローゲルは、54名の女子大学生に、自分が何を一番大切にしているのか、どうしてそれを一番大切にしているのかを紙に書いてもらいました。

それから2か月半後に調べてみると、自分の価値観を明確にした人たちは、心理的にも精神的にも健康になることがわかりました。

自分の価値観をしっかりと理解していると、やりたくないこと、やる必要のないことは、やらずにすますことができます。そんなことよりも他に自分がやりたいことがあるので、そちらを優先できるのです。

まずは、自分の価値観をはっきりさせましょう。

いろいろな価値観を大切に思っているかもしれませんが、しっかりと優先順位をつけてください。面倒かもしれませんが、**1番から5番くらいまでは価値観の順位を明確化しておく**とよいですね。

自分でどうにかしようと考える

ちょっとくらい困ったことがあっても、基本的には他人に頼らず、自分でどうにかしてやろう、という気持ちを持つことは大切です。

たとえば、パソコンの操作がよくわからなくとも、すぐに人に頼るのをやめて、まずは自分でどうにかするのです。

自宅のリフォームは業者におまかせするのではなく、ホームセンターで必要なものを買ってきてＤＩＹをするのです。

なんでも自分でやることを、自分の行動原理としてください。

もちろん、自分ではどうにもならないときには他人に助けを求めてもいいのですが、それは最後の手段にしておき、基本的には自分でやりましょう。

自分でどうにかできると、「私だって、やれる！」という自信を持つことができます。

そういう自信があれば、ストレスも感じにくくなるのです。

カリフォルニア大学ロサンゼルス校のニコル・エバーハートは、１０４名の女子大学生の調査から、**「困ったときに、すぐに人の助けを求めてしまう」と答えた人ほど、その後４週間のストレスの度合いが高くなる**ことを確認しました。

他者依存ではいけません。

他人に甘えてばかりの人は、いつまでも自信を持つことができませんので、メンタルがどんどん弱くなってしまうのです。「他人の力なんて、借りなくてもいい」と思っている人のほうが、強く生きていけます。

「天はみずから助くる者を助く」ということわざがあります。

たとえ困ったことがあっても、自分の努力で何とかしてやろうという人ほど、神さまも助けてくれるという意味です。最初から他力本願で、「ねえ、だれか助けて」と言ってしまうような人は、神さまだってあまり助けたいとは思わないのでしょう。

気分が落ち込みやすいからといって、すぐにお医者さんのところに駆け込み、うつ病のお薬をもらおうとするよりは、自己啓発本を片手に「どうやって自分の気持ちを上向きにすればよいか」を自分なりに考えて、いろいろなやり方を試してみる人のほうが、ストレスにも強くなるのではないかと思われます。

もちろん、すべてを自分でやるとはいっても、やれることには限度もあるでしょうし、本当に困ったときには他人の手を借りてもかまいません。

ただし、いきなり他人をアテにするのはよくないということです。

「他人に頼らない」ということを自分で決めておくと、心はどんどん強くなっていきます。何事も自分でどうにかできる人は、小さなことでは迷ったり、悩んだりしなくなるのです。

ポジティブなものに目を向ける

動物の死骸の画像ですとか、交通事故現場の画像ですとか、見ていると気分が悪くなってしまうようなものはありますよね。

たいていの人は、そういうものをなるべく見ないようにすると思うのですが、感情障害（うつ病など）のある人は違います。心が病んでいる人は、なぜかそういうものに好んで目を向けるのです。

アメリカにあるヴァンダービルト大学のトーマス・アームストロングは、アイトラッキングという視線を追跡する装置を使って、感情障害のある人がどういうものに注目しやすいのかを調べました。

「微笑む子ども」であるとか「走り回る犬」のようなポジティブな画像と、「腐乱した動物の死骸」や「がんに侵された細胞」などのネガティブな画像を同時にいくつも並

ネガティブな人はネガティブなものに目を向けがち

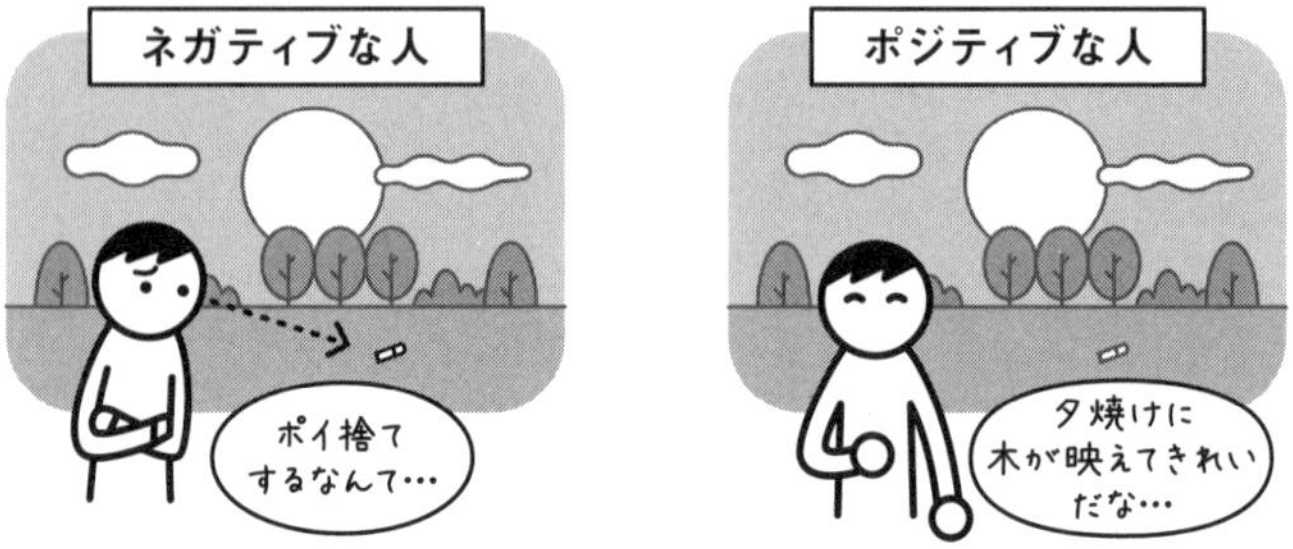
ネガティブな人
ポイ捨て
するなんて…
ポジティブな人
夕焼けに
木が映えてきれい
だな…

べて、視線がどこに向かうのかを追跡してみたのです。

　すると、感情障害のある人は、ネガティブな画像ばかりに焦点を当てて、ポジティブな画像をあまり見ないことがわかりました。

　ネガティブな気持ちになりやすい人が、なぜネガティブなのかが、これでわかりますね。

　そう、**ネガティブな人は、ネガティブなものばかりに目を向ける**のがいけないのですよ。

　世の中には、見ていて心が洗われるというか、清々しくなるようなものはいくらでもあるはずです。

　そういう**ポジティブなものに目を向けるクセをつけましょう。**

街中を歩いているときには、街路樹や夕焼けの美しさなどを楽しめばいいのであって、わざわざ道路わきに捨てられたタバコの吸い殻ですとか、ゴミ箱からあふれて散らばっている空き缶ですとか、マナーのない飼い主が拾わなかった犬のウンチなどに目を向けることはありません。

そういうものを見ていたら、気分が悪くなるに決まっています。

もし自分の視界にネガティブになりそうなものを見つけたら、すぐに視線をどこか他のところに向けましょう。一瞬見るだけであれば、そんなに気分が悪くなることもありませんから。

ポジティブな人は、自分の気分を悪くするようなものは、そもそも見ないようにしています。

美しいもの、感動させるもの、微笑ましいものなどを積極的に探して、それらを見つめるという習慣があるのです。

だから、ポジティブな人は、いつでもポジティブな気分でいられるのです。

これからは、人の多い場所を歩くときには、不機嫌そうな人ではなく、軽く微笑んで見えるような人に目を向けてみてください。そういった人を見ていると、こちらもなんだか楽しい気分になってきますからね。

「イヤなものは絶対に見ない」ということを意識して生活するだけで、ネガティブな気分はどこかに吹き飛ばせますよ。

うまくいかないのは「今だけ」と考える

スペインにあるデウスト大学のエッシャー・カルヴィートは、1187名の人に、「恋人がほしいのにいない」といった架空のシナリオを読ませて、どんなふうに感じるのかを聞いてみました。

その結果、うつになりやすい人は、次のような思考をとりやすいことが判明しました。

①原因が自分の性格にあると思い込む（恋人ができないのは私が内気だからだ、など）
②その状態がいつまでもつづくと考える（一生、恋人なんてできないだろう）
③将来的にバッドエンディングになると考える（恋人ができないだけでなく、仕事もうまくいかない）

うつになりやすい人は、自分の性格にその原因を求めてしまいます。恋人がいないとしても、ひょっとしたら職場に出会うきっかけがないだけ、という可能性があるかもしれないのに、そういうことを考えないのです。悪いのはすべて自分の性格、という思い込みをしてしまいます。

また、それが一時的なものではなく、長期的にずっとつづくものだと考えやすい、という特徴もあります。風邪をひいたとき、3日もすれば放っておいても治るということは信じられるのに、なぜか心の病気は一生治らないと最初から決めつけているのです。

さらに、ハッピーエンドを空想しません。「勇気を出して告白したら、うまくいくかも?」という結果をイメージしないのです。イメージするのは、とにかくバッドエンディング。これでは、意気消沈してしまうのもムリはありません。

ネガティブな人は、ネガティブな思考をしているのがよくないのです。

ですから、少しずつでもかまいませんので、ポジティブな思考回路に切り替えましよう。

仕事でうまくいかないことがあっても「自分が悪い」と思い込むのをやめ、うまくいかなかったのは「今回だけ」と考えましょう。この次か、その次くらいにはうまくいく、という明るい未来をイメージしてください。

ふだんからそういう思考をとるようにしていれば、気分もへこみにくくなります。ネガティブな人は、自縄自縛といいますか、自分で自分の首を絞めるようなことをしていることに気づけると、自分自身で変えていくことができます。

せっかく一度しかない人生なのですから、できるだけポジティブに生きていけるような思考習慣を身につけなければもったいないですよ。

今からでもまったく遅いということはありませんから、少しずつでもポジティブな思考をとるようにしてみましょう。

頭はいつでもやわらかく

意志が固いのはよいことですが、頭が固いのはよくありません。モノの考え方は、柔軟であればあるほど好ましいのです。**頭はいつでもやわらかくしておき、どんなことにもすぐに対応できるようにしておきましょう。**

頭がやわらかい人ほど、うつ病になりにくい、という研究もあります。ロンドン大学のシリー・ダヴィドヴィッチは、頭のやわらかさを測定する2つの作業を参加者にやってもらいました。

1つ目の作業は、「F」「A」「S」から始まる単語をそれぞれに1分間ずつ、できるだけたくさん考えるという作業です。ただし、地名「France」や、「Act」「Acting」のような同じ語源の単語はNGという条件もありました。

この作業では、たくさん単語が思いつけた人ほど、頭が柔軟だと考えられます。

２つ目の作業は、コンピュータの画面に矢継ぎ早に現れるいろいろな単語が、ポジティブな意味ならボタンを押し、ネガティブな意味ならボタンを押さずに我慢する、という作業でした。この作業もやはり、頭の柔軟性を測定するものです。

その結果、２つの作業で頭の柔軟性が高いことがわかった人ほど、うつ病になりにくいことがわかりました。頭が固い人は、残念ながらうつ病になりやすいと言えるのです。

うつ病は、頑固で杓子定規な考え方をする、生真面目な人がなりやすいと言われています。言葉を変えていえば、頭の柔軟性がない人ということです。

では、どうすれば頭の柔軟性を高めることができるのでしょうか。

私のおすすめは、**クイズやなぞなぞのような問題集に取り組むこと**です。なぞなぞというものは、かなり柔軟に考えないと答えにたどりつけません。あまりにも答えがユニークすぎて、解答を見てから「なんだ、そりゃ」と思うこともありますが、それ

も ご愛敬です。

頭の固い人は、なぞなぞを解くのも一苦労すると思うのですが、だからこそ柔軟性を鍛えるのに役立ちます。いろいろな視点から物事を考えないと正解にたどりつけませんので、楽しみながらやってみてください。

なぞなぞの答えがわからないからといって、すぐに解答を見てはいけませんよ。それではトレーニングになりません。

脳トレ用のゲームアプリにも、頭を柔軟にするトレーニングが含まれていることもありますから、そういうゲームで遊んでみるのもいいかもしれませんね。

身体の緊張をとれば、心もリラックスする

私たちの心と身体は密接に結びついています。したがって、**身体の緊張を解きほぐせば、心のほうもスッキリしてきます。**

ふだんからマッサージや指圧を受けている人なら、体感的にわかってもらえるでしょう。身体をもんでもらって筋肉のこわばりがとれると、なぜか心もリフレッシュしてくることがわかります。

読者のみなさんには、自分でもできる方法として、「漸進的筋弛緩法」と呼ばれるテクニックをご紹介したいと思います。

漸進的筋弛緩法などと漢字がいっぱいの名前を聞くと、なんだかとても難しい方法のように感じるかもしれませんが、基本的には**筋肉に力を入れることと、抜くことをくり返すだけ**。難しくはありません。

意識的に緊張を解いてリラックス

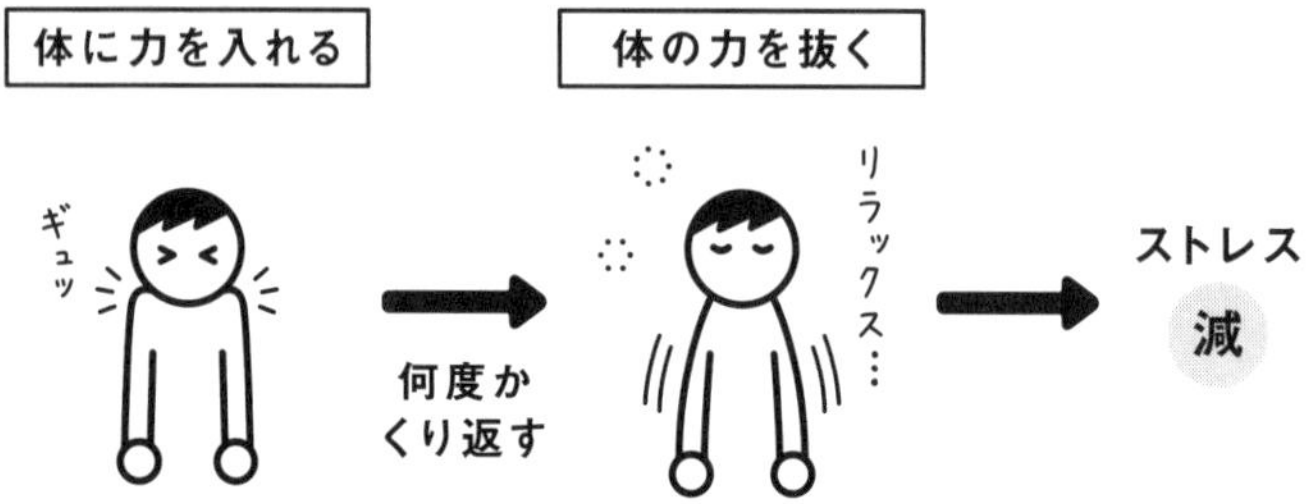

サザン・ミシシッピ大学のローラ・パウローは、59名の実験者のうち、44名に漸進的筋弛緩法をやってもらいました。腕、腹、足、肩などの各部位の筋肉にギュッと力を入れ（7秒間）、次に力を抜いてリラックスさせる、ということを30分間くり返してもらったのです。

残りの15名はコントロール条件として、ただ30分静かに待ってもらいました。

30分が経ったところでストレス指標を測定してみたところ、漸進的筋弛緩法をやってもらったグループのほうが不安が軽減し、心拍数も落ち着き、ストレスホルモンであるコルチゾールも減ることがわかりました。

ストレスを感じたら、身体の緊張を解いてリラックスしましょう。身体の筋肉のこわばりが消えれば、同時にストレスも自然に消えてくれます。

ただし、身体をリラックスさせるといっても、最初から力を抜こうとしてもうまくいきません。そこで漸進的筋弛緩法では、まず筋肉に力を込めて思いきり緊張させるのです。いったん緊張させてから、一気にストンと力を抜くようにしたほうが、筋肉はリラックスします。

ストレスを解消しようとするとき、たいていの人は、メンタル面ばかりに目を向けがちです。

ネガティブ思考をやめるようにすれば、たしかにストレスは軽減されるでしょうが、ネガティブ思考をやめようと思ってもそんなに都合よくいきません。なかなかうまくできないので、かえってイライラしてしまうこともあるでしょう。

そこで、**まずは身体の緊張をどうにかする**のです。身体がリフレッシュされれば、心の悩みのほうも消えてくれます。

「まだ慣れていないだけ」と考える

新卒一年目の社会人と、10年間同じ仕事をしている人では、どちらが仕事のストレスを感じやすいでしょうか。

当然、新人のほうですよね。新人は、まだ右も左もよくわからず、あらゆる点であたふたしてしまうからです。勤務時間中は、最初から最後まで神経を張り詰めていなければならず、仕事の終わりにはクタクタになってしまいます。

もし、今仕事のストレスを感じているとしても、ひょっとしたらそれは「単なる経験不足」かもしれません。**今はストレスであることも、そのうちストレスとして感じなくなるかもしれないな、と思っていたほうがいいのです。**

カナダのケベック州にあるマギル大学のE・J・ピンターは、6名の経験豊富なパイロットと、４名の完全に初心者のパイロットの、フライトをする前後のストレスを測定してみました。

その結果、血清成長ホルモン（ＨＧＨ）、血清プロラクチン（ｈＰＲＬ）、プラズマ遊離脂肪酸（ＦＦＡ）など、すべてのストレス指標において、**経験者ほどストレスを感じにくい**ことがわかったのです。

だれでも経験を積んでくれれば、ストレスを感じなくなるのですよ。

逆にいうと、新人の頃はだれでもストレスを感じるのは当たり前ですので、そんなに気にしないほうがいいのです。

「私だって、そのうち慣れる」

「僕だって、ラクラクと仕事をこなせるようになる」

こんなふうに、気楽に考えるようにするのがポイントです。実際、慣れてくればストレスをストレスだと感じなくなりますから。

「慣れ」によってストレスを減らす、という視点で考えると、できるだけ同じ会社で働くほうがいいでしょう。転職をするたびに、新人と同じような状況に戻ってしまうからです。大きく仕事の内容が変わったりすると、もう一度ストレスを感じるところからリスタートしなければなりません。転職をくり返していたら、いつまでもストレスを感じ続けることになります。

その点、同じ会社で働き続けて、20年もの経験がある人は、ほとんど仕事のストレスはゼロになるでしょう。職場の人たちがどんな人なのかもよくわかっているでしょうし、人間関係でのストレスもありません。

どんな仕事につくにしても、最初は「辛いな」「大変だな」と思うものです。ですが、簡単に辞めてしまうのは考えもの。少し我慢すれば、今は苦労していることも、そんなに苦しいと感じなくなりますので、そこまで耐えてみるのもいいかもしれませんよ。

ストレスには、実はメリットがたくさん

コレステロールには善玉と悪玉がありますが、**ストレスにも同じように「よいストレス」と「悪いストレス」があります。**

本書では、どちらかというとストレスを悪者扱いにして、解消しなければならないものであるかのように扱っていますが、実際には「よいストレス」もあるのです。

「ストレスを感じない」ということは、緊張も何もしないということですが、仕事をする上では、神経を研ぎ澄ませていたほうがいいこともあります。

仕事に集中することは、精神的にくたびれることではあるものの、それによって実力以上のパフォーマンスを引き出せるのですから、悪くはありません。

考えようによっては**仕事の生産性を高めるのに、ストレスはものすごく役に立つ**存在なのです。

イエール大学のアリア・クラムは、フィナンシャル会社の社員に、2、3日の間隔をあけて、3回、ストレスに関するビデオを視聴してもらいました。

ただし、ビデオは2種類用意されていました。

ひとつは、「ストレスは仕事ぶりを悪くする」という内容で、もうひとつは「ストレスがあるからこそ、仕事のパフォーマンスはアップする」という内容でした。

その結果、「ストレスはちっとも悪くないし、むしろ歓迎すべき」という内容のビデオを見せられたグループでは、ストレスにおびえない心構えができることがわかりました。

ストレスは、忌避すべきもの、できるだけ避けなければならないもの、という考えを改めましょう。

むしろ、**少しくらいのストレスを感じつつ、緊張しているくらいがちょうどいいのだ、と考えるようにする**といいですよ。そうすると、不必要に恐れることもなくなりますし、仮にストレスを感じても、喜んで受け入れることができます。

ストレスは爽快感を引き出すものでもある

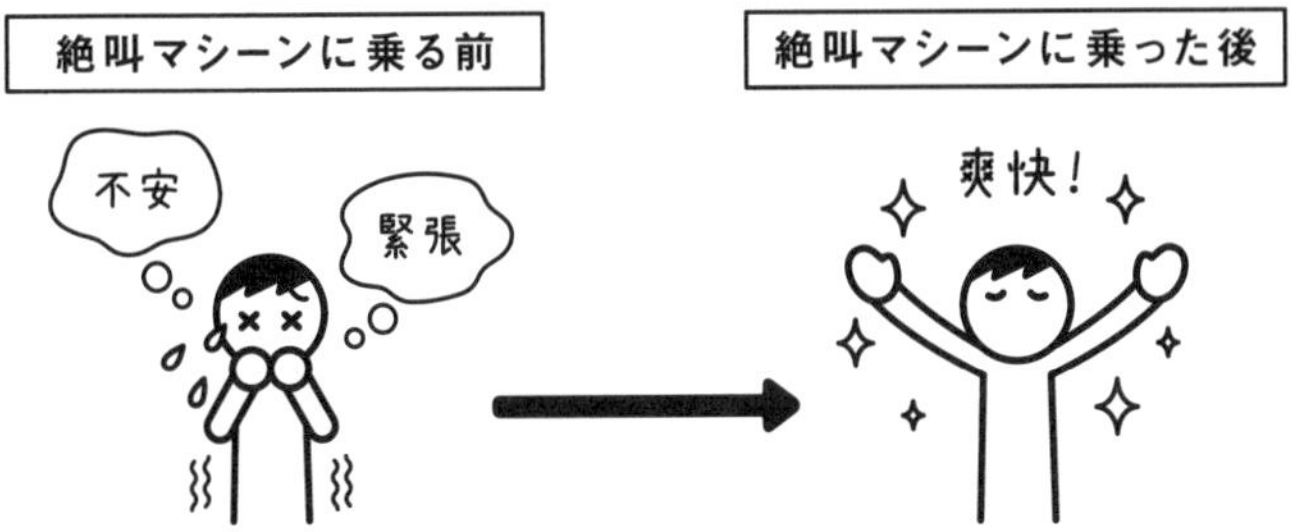

緊張することは不快な感情ではあるものの、その緊張が解けたときに、非常に大きな爽快感が得られるものです。

緊張をしない人は、こういう爽快感を味わうことはできません。緊張するからこそ、そのあとで気分爽快になれるのです。

フランスにあるランス大学のファビエン・レグランドは、フランスのボージュ山にあるテーマパークで、絶叫マシーンに乗ろうとしている46名のゲストに声をかけ、不安の測定をしてみました。

乗り終えたところで、また出口で声をかけ、興奮したかどうかを聞いてみました。

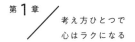

その結果、絶叫マシーンに乗る前に不安や緊張を感じていた人ほど、乗り終えた後には、清々しい興奮が得られることがわかりました。

絶叫系のアトラクションに慣れてしまっていて、不安をまったく感じない人は、快感や興奮も得られなかったのです。

不安や緊張などのストレスがあることは興奮を引き出す効果がありますから、絶対に避けなければならないものでもないのですね。

第2章

心の疲れを今すぐリセット

色で気分を変える

オランダにあるアムステルダム大学のA・ド・クラーンは、病院で処方される49種類の薬の色を調べて面白いことを発見しました。

錠剤の色が、赤、黄色、オレンジの薬は、興奮効果をもたらす薬として使われることが多く、青と緑は鎮静効果をもたらす薬に使われることが多かったのです。

私たちは、目に入ってくる視覚的な情報によって影響を受けます。そのため、錠剤の色もその効果を高めるものが選ばれているのでしょう。

もともとそれぞれの薬には、きちんとした薬効成分が入っているはずなので、どんな色でもかまわないように思えますが、そうではありません。

錠剤やカプセルの色を適切なものにすることによって、その効果をさらに強めることができるのです。

「なんだか最近、やる気が出てこない」
「気分を盛り上げようとしているのに、テンションが上がらない」
もしそういう悩みがあるのでしたら、**赤、黄色、オレンジのような暖色系の色をしばらく見つめるようにする**といいですよ。そうすれば、**身体が興奮してくるので、やる気も出てきます。**

逆に、**神経がピリピリしていて、筋肉がこわばっているように感じるのなら、青や水色など、寒色系の色を見つめると、リラックス作用を得ることができます。**

他の項目で述べますが、自然の多いところを散歩していると、心が落ち着きます。それはなぜかというと、木々の緑ですとか、水辺の色などが〝癒しの色〟だからです。そういう風景を見ているから、心が落ち着いてくるのですね。

ストレスが溜まっているときには、リラックスしたほうがいいわけですから、自分の周囲を見渡して、水色のものを見つけてください。探してみると、意外にたくさん見つかると思います。それをしばらく見つめていると、心も身体もくつろいだ感じがしてくるでしょう。

自分が身につける洋服もそうですね。

モチベーションを上げたいときは、赤や黄色のものを身につけるようにするといいですし、**気を休めたいのであればブルーやグリーンのシャツを選ぶ**とよいでしょう。

残業がつづいて精神的に疲労しているときでも、ブルーのシャツを着ていれば、そのぶんだけ心が休まります。

単なる気休め程度のことかもしれませんが、それでも少しはストレスが減らせるでしょうから、ぜひ試してみてください。

掃除が面倒なときはシトラスの香りを嗅ごう

掃除が好きだという人は、あまりいません。単純に面倒くさいからです。「どうせすぐにまた汚れてしまうのだから、掃除なんて意味がない」と思う人も少なくないのではないでしょうか。

だれにとっても掃除はできれば避けたいことかもしれませんが、そんな掃除を嫌がらずにやる方法があります。

まずシトラスの香りを嗅いでみるのです。

不思議なもので、**シトラスの香りを嗅ぐと、私たちは知らないうちにきれい好きになってしまう**という驚きの結果が報告されているのです。

オランダのラドバウド大学のロブ・ホーランドは、２つのグループに、シトラスの

シトラスの香りを嗅ぐと人はきれい好きになる

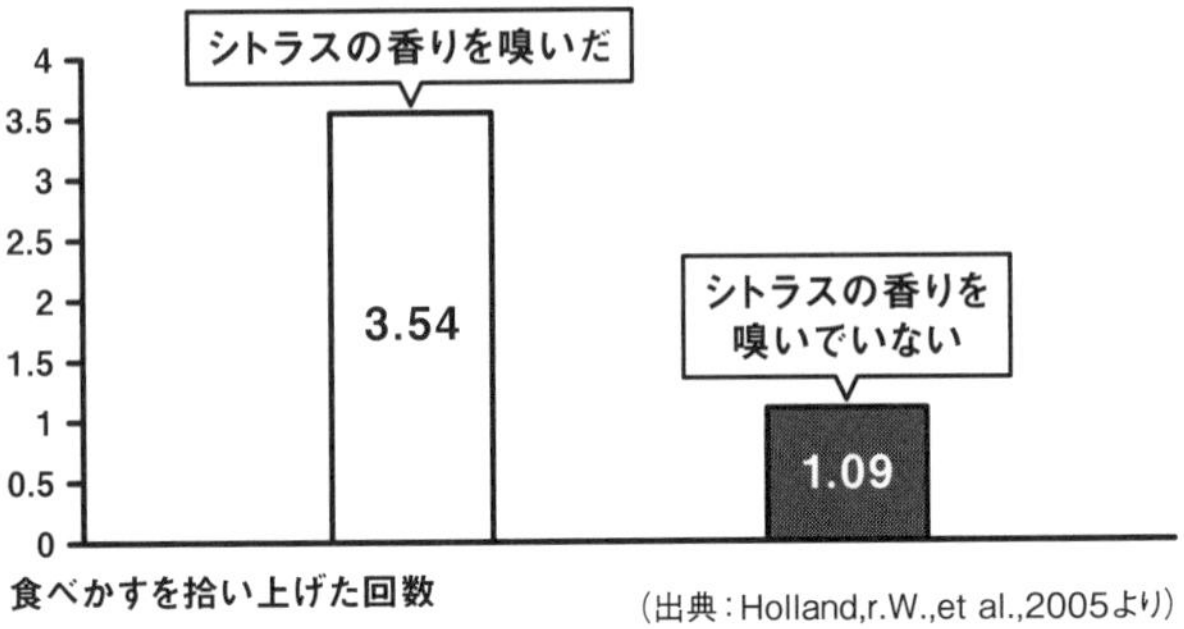

（出典：Holland,r.W.,et al.,2005より）

香りのする部屋と、無臭の部屋にそれぞれ入ってもらいました。

そこでインチキなアンケートをしばらくやらせてから、別の部屋で、ぼろぼろと崩れやすいビスケットを試食してもらったのです。

このとき、どれくらいテーブルに散らばったビスケットのクズをきちんと拾い上げるのかを、2名の判定者がこっそりと測定してみました。

すると、食べかすを拾い上げた回数は上の図のような結果になったのです。

事前にたっぷりとシトラスの香りを嗅いだグループのほうが、食べかすを拾いやすくなることがわかりますね。

シトラスというと柑橘系のさわやかな感じの香りですが、そういう香りには、私たちをきれい好きにさせる効果があるといってよいでしょう。

なお、ホーランドの実験ではシトラスが用いられたわけですが、レモンやライムなどでも同じようにさわやかな香りは楽しめますから、シトラス以外の香りでも自分の好きな香りを使ってかまわないと思います。

アロマを楽しむ

心がイライラしたり、不安を感じたりすることで悩んでいるのであれば、アロマを取り入れてみるのはどうでしょうか。

心理療法のひとつに「アロマテラピー」というものがあることからわかるように、アロマは、心を癒すのに役に立ちます。

イランにあるシャールッド・ユニバーシティ・オブ・メディカル・サイエンシィズのアシュラフ・ジアシは、アロマテラピーの効果について調べた16の研究を集めて、メタ分析という手法で総合的に検証しました。

その結果、**アロマテラピーは、心に好ましい作用をもたらす**ことがはっきりとわかりました。一番たくさんの研究報告がなされていたのがラベンダーなので、もしアロマの香りを選ぶのに迷ったら、とりあえずラベンダーにしておけば間違いありません。

もちろん、他にも効果が実証された香りはたくさんあります。ジアシがメタ分析によって確認したところでは、ローズ、セージ、ゼラニウムは3つの研究で、カモミール、ビターオレンジ、スイートオレンジ、ペパーミントは2つの論文で効果的であることが示されました。こういう香りでもいいかもしれません。

アロマテラピーのよいところは、アロマを買ってくれば、だれでもすぐに実践できること。自分の思考や性格を変えるのは難しいですが、アロマを買うことならだれでもできます。

ちょっぴりお金はかかるかもしれませんが、間違いなく効果がありますので、ぜひお試しください。

香りを嗅ぐと、私たちの身体はすぐに反応します。

ウエスタン・オレゴン大学のクリスティーナ・バーネットは、73名の大学生に、とても難しいクロスワードパズルを時間制限を設けて解かせることで、緊張と不安を煽り、実験的にストレス反応を起こさせました。

それから、ラベンダーか、あるいは水（無臭）の臭いを嗅がせて心拍数を測定してみたのですが、**ラベンダーの香りを嗅がせると、あっという間に心拍数が正常な範囲に戻る**ことが確認できました。

アロマには、即効性があるといってよいでしょう。

アロマ用のオイルを、加湿器に1、2滴たらしておくと、部屋にほんのりとかぐわしい香りが漂い、心地よい癒しの効果を得ることができます。

「香りが生理的に苦手」という人は、香りが強烈すぎるのでしょう。香りは、ほんの少し香るくらいでいいのです。

また、香りが苦手といっても、アロマには、驚くほどたくさんの香りがありますので、探せばきっと好みの香りも見つかりますよ。

自然の音をBGMにする

自宅で仕事をしていて、周囲の人に迷惑がかからないのであれば、**川のせせらぎや野鳥の声などの自然の音を、BGMとして流しながら仕事をする**といいですよ。**自然の音を聴くと、私たちの心はとてもリラックスするから**です。職場で他の人の迷惑になりそうなら、イヤホンで聴いてみてください。

自然の多いところを散策するのもいいですが、なかなか時間がとれない人も多いでしょうから、せめて自然の音を楽しむのです。

インターネットで検索すれば、無料で「自然の音」はいくらでも見つけることができますから、そういうものを利用するのがおすすめです。

イギリスにあるブライトン・アンド・サセックス・メディカル・スクール（ブライ

自然の音を聴くと心が落ち着く

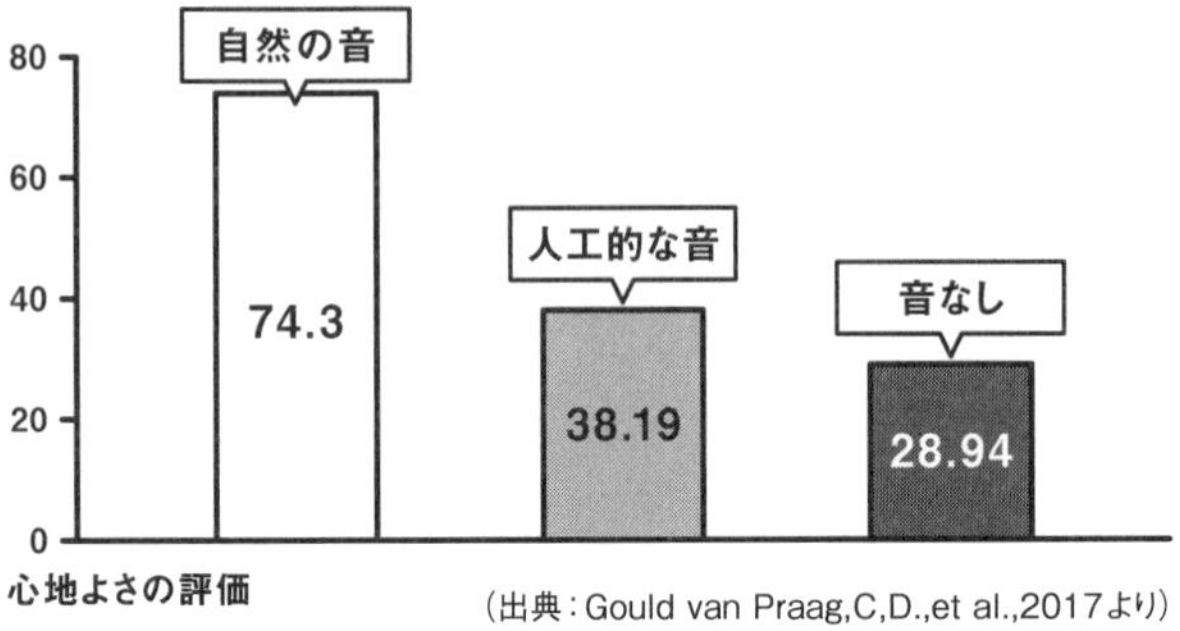

（出典：Gould van Praag,C,D.,et al.,2017より）

トン大学とサセックス大学のパートナーシップとして設立された医学部）のカサンドラ・ゴールド・ファン・プラーグは、約5分半、自然の音を聴かせる条件と、人工的な音を聴かせる条件と、音を聴かせないという3つの条件で心地よさがどうなるのかを比較してみました。

すると、上の図のような結果になりました。

自然の音を聴くと、心地よいだけではありません。

ゴールド・ファン・プラーグによりますと、**自然の音を聴くだけで、痛みを感じにくくなり、不安が減少し、心拍数が落ち着いてストレス回復効果もある**ことが確認されました。

休憩のときには、5分くらい自然の音を聴けば、仕事の疲れも吹き飛んで、「さあ、もうひとふんばり」という気持ちになるはずです。

ちょっとしたストレス解消法として試してみてください。

都会で仕事をしていても、探せば自然が多く残されている場所はけっこう見つかるものです。そういうところを散策して、自然の音を楽しむのもいいですね。

都会の喧騒を離れて、心をリラックスさせましょう。

観葉植物を眺める

職場には、自分の目に見えるところに観葉植物を置いてみましょう。

水やりなどの手間をあまりかけたくないのであれば、エアープランツと呼ばれるものがおすすめです。エアープランツのよいところは、空気中の水分を勝手に吸収して成長してくれるので、とても育てやすいという点です。

いろいろな種類がありますので、気に入ったものを1つ、2つ置いておきましょう。仕事中に、ちょっと疲れたら植物を眺めるだけでも、かなり心が癒されます。

ノルウェー生命科学大学のティナ・ブリングスリマークは、ノルウェーにある3つの企業の社員に、「職場でインドアプランツをいくつ見かけますか？」「振り返ったりせずとも、視界の中に植物が見えますか？」「自分の机やロッカーや棚にいくつインドアプランツを置いていますか？」「1メートル以内に植物はいくつありますか？」

などの質問をする一方で、仕事の満足感も尋ねました。

すると、**自分のそばにたくさん植物がある人ほど、病欠が少なく、仕事の満足感も高い**、という結果が得られました。

ブリングスリマークは、照明の明るさ、室温、騒音、仕事量なども考慮して分析したのですが、そういう影響を除外しても、職場のインドアプランツには癒しの効果があることが確認されたのです。

あまりに大きな観葉植物を置くわけにはいきませんので、机の端などにちょっと置いておくことのできる小さな植物がいいでしょう。そういうものをガーデンセンターやホームセンターで探してみてください。そんなに高いものでもありません。

職場だけでなく、自宅にも植物を置きましょう。植物を1つ置くだけで、部屋の印象はずいぶんと変わるものです。部屋に彩りが出ますから、ぜひ試してください。

ストレスには、自分でも気づかないうちに蓄積されていくという性質があるのですが、植物をたくさん置いておけばストレスも解消されますので、とても便利です。

誰かと一緒にウォーキング

健康のためにウォーキングでも始めようかという人は、一人きりでやるのではなく、だれか他の人も誘ってみるといいですよ。

自分一人で黙々とウォーキングをしてもよいのですが、他の人とおしゃべりしながらウォーキングをしたほうが、楽しさは倍増しますからね。

イギリスにあるエッジ・ヒル大学のメリッサ・マーセルは、健康増進プログラムに参加した人のうち、１０８１名には「グループ・ウォーキング」をしてもらいました。何人かで一緒にウォーキングをしてもらう条件です。

もう一方の４３５名はコントロール条件に割り振られ、こちらの人たちは特に何もしませんでした。

さて、13週間後、うつ病の診断をしてみると、**グループでウォーキングをした人は、**

抑うつ、ストレス、ネガティブな気持ちが減少し、ポジティブな感情の高まりが確認されました。グループ・ウォーキングは大成功だったのです。

ウォーキング自体にもストレス解消効果はあるのですが、さらに他の人とのおしゃべりを加えたグループ・ウォーキングは、その効果をより高めてくれると考えられます。

たまに何人かで公園を散歩しているグループを見かけることがありますが、そういうグループ・ウォーキングはどんどんやったほうがいいと思います。

かつての日本企業では、レクリエーションをかねて社員でハイキングや遠足に出かけるというイベントをちょこちょこやっていました。

会社のレクリエーションが面倒くさいという人も当然いたでしょうが、実際にやってみると、意外に面白いものです。**みんなで連れ立っておしゃべりしながら自然の多いところを歩くのは、よい気分転換になる**のです。

また、社内のレクリエーションを通して、お互いにもっと仲良くなれる、という効

人と話しながらウォーキング

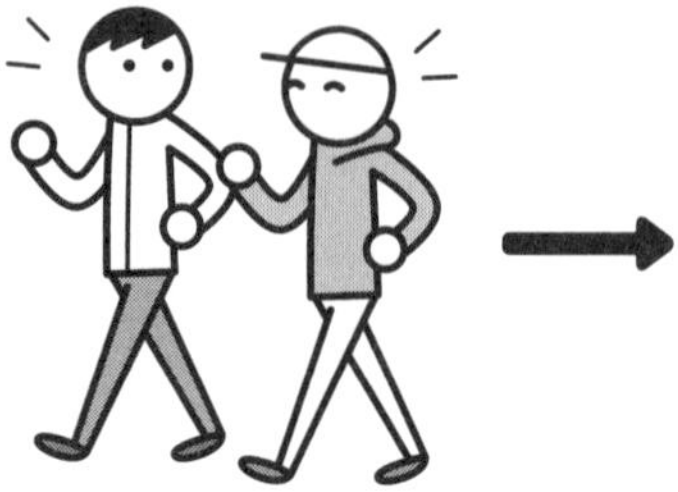

果もありました。

最近ではこうしたレクリエーションは、どの企業でも軒並み減ってきているようですが、本当はもっと増やしたほうがよいと思います。

デイケアサービスをしている施設では、みんなで散歩に出かける「お出かけレク」をやっています。みんなで歩くだけなのですが、施設の入居者たちには大変に好評だそうです。これもひとつのグループ・ウォーキングでしょう。

自分一人で散歩するのもいいですが、家族や友人と一緒に散歩に出かけてみてください。外の空気をたくさん吸いながらウォーキングをしていると、心に溜まっていたストレスをきれいに発散することができますよ。

自然の中で「5分」運動してみる

自然が多いところでジョギングをしたり、ウォーキングをしたりするのはストレスを吹き飛ばすのに役立ちます。では、どれくらいの時間やればいいのでしょうか。

イギリスにあるエセックス大学のジョー・バートンによりますと、なんと**エクササイズはわずか5分で十分**なのだそうです。

自然の中でのエクササイズ（グリーン・エクササイズといいます）の効果を調べた10個の論文を総合的に分析したところ、**エクササイズを5分もやれば十分に気分を高揚させ、自尊心が高められる**ことがわかりました。

バートンによると、次に効果が高いのは10分から60分のエクササイズ。半日、あるいは1日中ずっとエクササイズをやると、逆に効果は下がってしまうそうです。

5分の運動が一番効果的

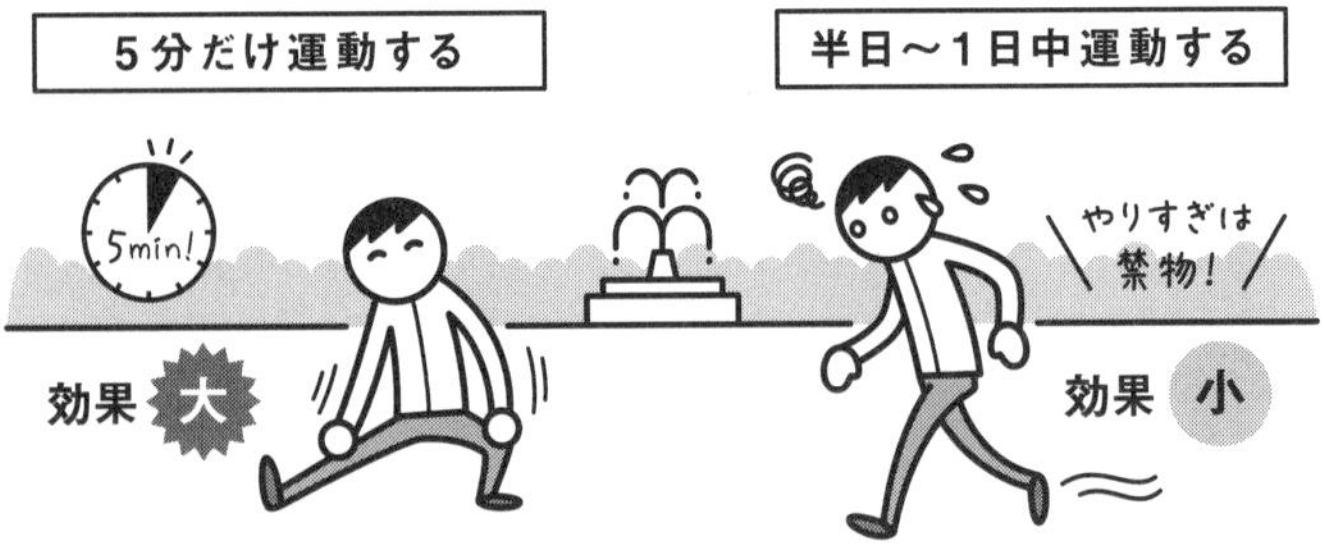
5分だけ運動する
半日〜1日中運動する
5min!
効果 大
やりすぎは
禁物!
効果 小

エクササイズはやればやるだけよい、というわけでもないようです。

また、バートンは**水辺でのアクティビティのほうがより効果が高い**ことも突き止めています。どうせエクササイズをするのなら、自然の多いところでも、特に川や海、あるいは噴水や滝のようなものがあるところがおすすめです。

バートンによれば、男性でも女性でも水辺の運動は効果的ですが、男性はさらにモチベーションが上がることも明らかにしています。

たった5分間でもエクササイズが効果的というのは、ありがたいですよね。現代人は、やることをたくさん抱えていてとても忙しいので、なかなか運動の時間も確保できません。けれども5分でよいのなら、何とかなるのではないでしょうか。

私も毎日川沿いの道を2キロくらいウォーキングしていますが、5分でいいのならもっと短くともかまわないのではないかと思います。

5分のエクササイズということで、一番手軽にできるのが**ラジオ体操**。

ラジオ体操には、第一と第二があるのですが、それぞれ約3分。合わせて6分です。ということは、自然の多いところでラジオ体操をすれば、十分に心身の健康にも役立つでしょう。しっかりラジオ体操をすれば、よいストレス解消になりそうです。

NHKのラジオ体操は、無料のアプリもありますので、いつでも好きなときにやることができます。

「ちょっとストレスが溜まってきたかな」と感じるのであれば、自宅でちょっとやってみるのもいいですね。たった5、6分ですので、あっという間に終わります。

ボルダリングでストレス解消

東京オリンピックで新しい種目として採用されたボルダリング。でこぼこした壁を登っていくスポーツなのですが、オリンピックの影響もあるのか、ボルダリングの愛好者はどんどん増えているようです。

もしご自分のお住まいの地域にボルダリングやスポーツクライミングの施設があるのなら、ぜひ試してみることをおすすめします。

というのも、ストレスの解消に役立つからです。

ドイツにあるフリードリヒ・アレクサンダー大学のカタリーナ・ルッテンバーガーは、47名の実験参加者を2つに分け、片方のグループには、週に1回、3時間のボルダリングにチャレンジしてもらい、もう片方のグループでは特に何もしないという条件で比較しています。実験は8週間の期間で行いました。

実験を始める前と後に、うつの度合いを測定するベック式テストを受けてもらっていたのですが、ボルダリングをしたグループでは、うつ度が実験前よりも減ることがわかりました。

ボルダリングには、たしかなストレス解消効果がみられたのです。

昔の子どもたちは、木によじ登って遊んでいましたから、ひょっとするとそういう遊びによって心身ともに健康でいられたのかもしれません。木登りとボルダリングは違いますが、やっていることはほとんど同じですからね。

最近の子どもは、おそらく危ないということで木登りもやったことのない子のほうが多いのではないかと思いますが、ストレス解消のためにもそういう遊びをしてみるのもいいでしょう。

気をつけながら低い木に登ってみれば、心のモヤモヤを吹き飛ばすことができるはずです。

安全に気を配りたいのであれば、やはり身体に安全ロープをつけて楽しむボルダリングをやってみるといいですね。

私自身はやったことはありませんが、やってみると意外に面白いのではないかと思います。

何か新しい趣味を持ちたいと思っているのであれば、ボルダリングもひとつの候補としてぜひ考えてみてください。

なお、ボルダリングにストレス効果があるからといって、初心者なのに一人で山に登ってクライミングをやったりするのは危ないのでやめてください。ストレス解消をするだけのつもりで、大ケガなどをすることになったらバカバカしいですからね。

呼吸に集中して悩みを吹き飛ばす

「私は何をやってもうまくいかないんだ」
「私は、恋人もいないし、結婚もできないし、寂しく死んでいくのだ」
「私は、間違いなく人生の落伍者だ」

こんな感じで、何をしていてもすぐにネガティブなことばかりが頭に浮かんでしまうことに悩んでいるのなら、ぜひ試してもらいたい方法があります。

それは、**ブレス・カウンティング**です。

その名の通り、**自分の呼吸に集中して、息を吸って吐くたびに、1回、2回、3回……と自分の呼吸の回数を数えるだけのシンプルな方法**です。

「そんなことで悩みが吹き飛ぶの?」と疑問に思う人もいるでしょうが、ブレス・カウンティングは間違いなく効果のあるストレス解消法のひとつなのです。

ブレス・カウンティング

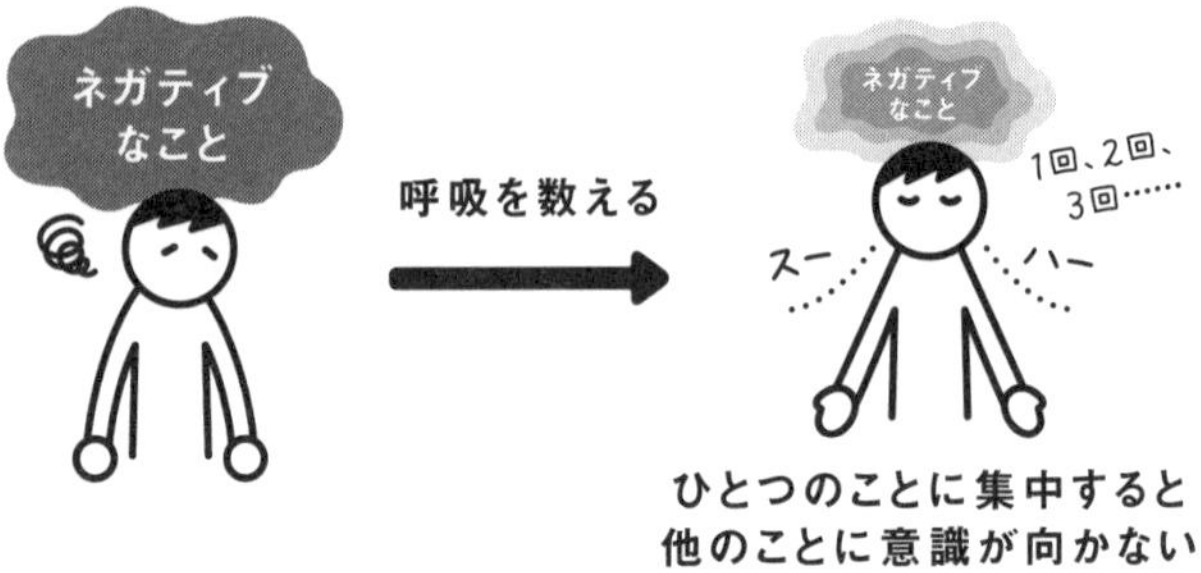
ネガティブ
なこと
呼吸を数える
ネガティブ
なこと
1回、2回、
3回……
スー
ハー
ひとつのことに集中すると
他のことに意識が向かない

ウィスコンシン大学のダニエル・レヴィンソンは、呼吸をするたびに1から9までを数えて、9までいったらまた1に戻る、という作業をくり返してもらうと、余計なことを考えて悩むことがなくなることを明らかにしています。

レヴィンソンは、ブレス・カウンティングについて、参加者を変えながら4回も実験をくり返し、のべ400名以上の人で検証を行ったのですが、このやり方はとても効果的でした。

どうして呼吸を数えるだけで、ネガティブ思考が吹き飛んでしまうのでしょう。

その理由は、**私たちはひとつのことに集中すると、他のことには意識が向かなくなるから**です。

呼吸に集中するようにすると、少なくともブレス・カウンティングをしている間は、ネガティブなことは頭に浮かばなくなります。**人間は2つのことを同時にすることができませんから、呼吸に集中していれば悩みのほうは忘れることができる**のです。

もしネガティブな思考が少しでも頭に入り込んできたのなら、すぐに自分の呼吸に意識を向け、1回、2回と呼吸を数えるのです。しばらくそうやって呼吸を数えていれば、ネガティブな思考は浮かびにくくなっていきます。

呼吸を数えるという方法は、昔から禅の修行で行われてきました。

座禅を組んで、頭の中を無にしようと思っても、素人にはうまくできません。余計なことが次から次へと頭に浮かんでしまって、とても頭を無になどできないのです。

そこで座禅をする人は、特に初心者は「自分の呼吸を数えたほうがいいですよ」とアドバイスされます。呼吸を数えていると、他のことを考えずにすむからです。

禅の世界では、呼吸を数える方法は〝数息観〟という名前で呼ばれています。呼吸に集中すれば迷いが消えるということは昔から経験的に知られていたのでしょう。

ネガティブ思考を「モノ」として処分

ネガティブ思考を頭の中から消そう、消そうとしても、そんなに都合よくはいきません。「もう考えるのをやめよう」と思っても、なかなかそういうわけにはいかないものです。

では、どうすればいいのかというと、**ネガティブ思考を「モノ」と同じように扱い、ゴミを捨てるように行動的に処理する**のです。

スペインにあるマドリード自治大学のパブロ・ブリノールは、83名の高校生に、3分間で、自分の体についてイヤだと思っているところを紙に書いてもらいました。

「目が一重なのでイヤ」

「足が短いところがコンプレックス」

「お尻が大きすぎる」

ネガティブ思考を処分する方法

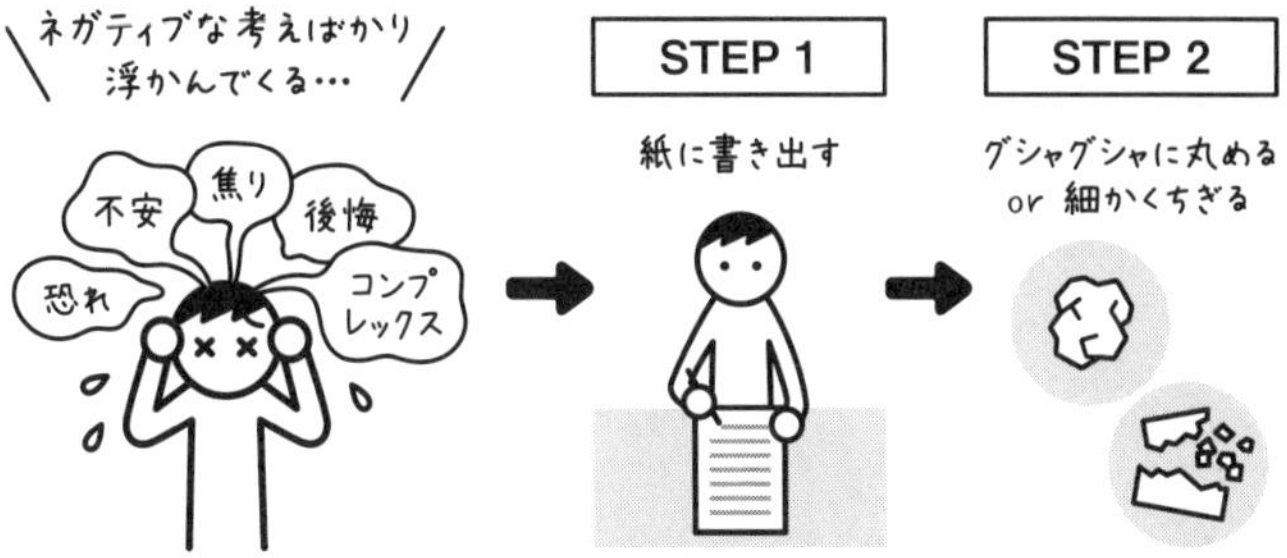
ネガティブな考えばかり浮かんでくる…
不安
焦り
後悔
恐れ
コンプレックス
STEP 1
紙に書き出す
STEP 2
グシャグシャに丸める
or 細かくちぎる

などのようにです。

さて、こうしてネガティブな気持ちになってもらったところで、ブリノールは参加者を2つに分けました。

ひとつは、ゴミ処理条件。こちらは、自分が先ほど書いた紙をビリビリに破ってからゴミ箱に捨てるように求めました。

もうひとつはコントロール条件で、自分の書いた紙をもう一度読み直して、スペルチェックをするという意味のないことをしてもらいました。

そのあとで、自分の体のセルフイメージについて、好き嫌いや魅力的だと思うかどうかを尋ねてみました。

すると、書いた紙をビリビリに破った人たちのほうが、書いた紙を読み直してスペルチェックをした人たちよりも、セルフイメージがよくなることがわかったのです。

ですから、**ネガティブな思考が頭に浮かんだら、まずはそれを紙に書いてみましょう。十分に書き出したところで、その紙をグシャグシャに丸めたり、あるいは細かくちぎったりする**のです。

そういう行動をすることで、「はい、これでネガティブ思考が消えた！」と自分に言い聞かせるのです。**単に「ネガティブ思考をやめよう」というより、行動的に処理したほうが、ネガティブ思考は消えやすくなります。**

言うまでもなく、私たちの思考というものは物質ではないので目に見えませんが、紙に書き出すことで、まるでゴミを処分するように消すことができます。

ネガティブなことばかり考えてしまう人は、ぜひこの方法を試してみてください。ネガティブ思考を消すための「儀式」として、ものすごく役に立つ方法ですし、科学的にもその有効性が確認されているので、安心して活用いただけますよ。

仕事を終えたら、ひと汗かいてから帰宅する

最近は、24時間営業のスポーツジムが増えました。もし帰宅途中にスポーツジムがあるのなら、ぜひ会員登録をして、毎日ひと汗かいてから帰宅するようにしましょう。**仕事でどんなにストレスを感じたとしても、仕事あがりにスポーツをすれば、勤務時間中に溜まりに溜まったストレスをスッキリ解消してから帰宅できます。**24時間営業のジムであれば、残業で遅くなっても通うことができるのもありがたいですね。

イギリスにあるサリー大学のジョン・ルークは、石油会社とIT企業の社員46名(平均35歳)への調査によって、**仕事の後にスポーツをすると、疲労が消えてスッキリした気持ちになり、元気ややる気も復活する**ことを確認しました。ストレスというものは、汗と一緒に追い払うことができるようですね。

フットサルやバレーボールなどのサークルに入ってみるのもおすすめです。とにか

ストレスは帰宅前に解消してしまう

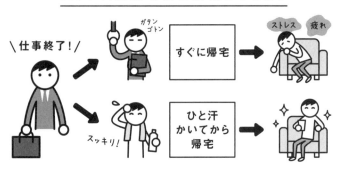

くスポーツをして身体を動かすのはよいことですから。

仕事で疲労困ぱいしているわけですから、さっさと自宅に戻って横になりたいという気持ちはわからなくもありませんが、疲労困ぱいしたままで自宅に戻っても、疲労はなくなりません。自宅に戻る前に、汗と一緒にストレスも吹き飛ばしておくのが正解です。

いったん家に帰ってからスポーツジムに行こうとするのはあまりおすすめしません。

なぜかというと、**自宅に戻ってから再び外に出るのはとても億劫に感じてしまうから**です。たいていの人は、「今日はジムに行かなくていいや」と自分を甘やかしてサボってしまいます。

ですから、どんなに疲れていても、帰宅する前にさっさと運動をして汗を流してしまったほうがいいのです。

とにかく汗をかけばよいので、スポーツジムでなくともかまいません。自宅のそばにスイミングスクールがあるのなら、そこで泳ぐのもよいでしょうし、空手や剣道の道場が帰宅途中にあるのなら、そちらを選んでもよいでしょう。

たいていストレスを抱えているのは、運動不足の人。

メンタルが弱くなっているのも、やはり運動不足の人です。

できれば毎日、最低でも週3日から4日は運動をしていれば、そんなに心が病むこともありません。**運動していれば、ストレスはきれいに解消できるものだから**です。

スポーツをすると、身体を動かすので健康にもよいですし、ストレスもなくなるので肌もツヤツヤになっていきます。

さらに肥満予防にもなり、その結果として異性にモテるということもありますし、一石二鳥どころか、一石三鳥、一石四鳥くらいの効果が見込めるのです。

クラシックを聴いて心を癒す

音楽を聴いていると心が休まります。優れた音楽には、癒しの効果があるからです。とはいえ、「具体的には、どんなジャンルの音楽を聴けばいいの？」と疑問に思う人もいると思いますので、その答えをお教えしましょう。

癒し効果の高いジャンルは、心理学的にいうと「**クラシック**」です。

カリフォルニア大学のスカイ・チャフィンは、まず参加者に２３９７という数字から13ずつ引き算をさせることで、実験的にストレスを引き起こしました。２３９７、２３８４、２３７１と暗算で答えていくのはかなり頭を使います。しかも30秒ごとに、実験者は「もっと速く！」と焦らされるのです。これは、かなりのストレスです。

さて、十分にストレスを感じさせたところで、次の４つのグループに分けました。

①音楽を聴かず、ただ静かに待つグループ
②クラシック（パッヘルベルの「カノン」とヴィヴァルディの「四季」からの第一楽章「春」）**を聴くグループ**
③ジャズ（マイルス・デイヴィスの「フラメンコスケッチ」など）**を聴くグループ**
④ポップス（サラ・マクラクランの「エンジェル」など）**を聴くグループ**

音楽を聴いてもらったあとでストレス回復効果を調べてみると、**クラシックを聴いた参加者だけが、血圧がはるかに早く正常に戻りました。**

ジャズやポップスはというと、残念ながら音楽を聴かずにただ静かに待っていた場合と同じくらいの効果しかありませんでした。

この実験ひとつだけで結論を出すのはかなり強引だと思いますが、心を癒すために音楽を聴くなら、一応のところ、クラシックがよいとアドバイスしたいと思います。

どんなジャンルの音楽を聴けばいいのか迷ったら、この話を思い出してください。

ガムを噛んでいるとストレスを感じにくくなる

少し品のない方法なので、お話しするかどうか迷ってしまうのですが、**ストレス解消法のひとつとして「ガムを噛むとよい」**という話に触れておきましょう。

メジャーリーガーは、打席に立つときに、くちゃくちゃとガムを噛んでいます。「なんだか品がないな」と感じる人もいると思うのですが、ガムを噛むことにはちゃんとした理由があります。

バッターは、**心を落ち着かせるためにガムを噛んでいる**のであって、別にふざけているわけではありません。

日本の場合、勤務時間中にガムを噛んでいたら、生意気だとか、不真面目だなどと上司に怒られそうですが、休憩時間などにちょっとガムを噛むくらいなら許してもらえるでしょう。

もし職場の雰囲気として問題ないようでしたら、ぜひガムを噛んでください。そうすれば、ストレスも吹き飛ばせます。

オーストラリアにあるスウィンバーン工科大学のアンドリュー・スコーレイは、40名の実験参加者に**ガムを噛みながら作業をさせると、ネガティブな気分になりにくく、ストレスが減り**（だ液中のコルチゾールで測定）、**注意力も減らず、作業のパフォーマンスが向上する**という結果を得ました。

ガムを噛みながら仕事をしていれば、そんなにストレスも感じないのです。

リモートで働く人は、自宅で仕事ができますから、気兼ねなくガムを噛むこともできます。多くの人にとって、これはありがたいことでしょう。リモートワークが普及したことには、こういう恩恵もあるわけです。

なぜガムを噛んでいるとストレスを感じにくくなるのかというと、**噛むという動作には、身体の活力を引き出す効果があるから**です。

「歯を食いしばって頑張る」という表現もありますが、ぎゅっと歯を噛みしめると、身体にはパワーがみなぎり、エネルギッシュな人間になれるのです。

実際のところ、ガムを噛まなくとも、歯を噛みしめるだけで身体には活力が満ちあふれてくるのですが、そうすると歯をこすり合わせなければならず、どんどんすり減ってしまうので、歯を傷めないようにガムを噛むのです。

手元にガムを持っておらず、とはいえどうしても全力を出したいというときには、ぎゅっと奥歯を噛みしめてみましょう。一気に身体に力が満ちてくるはずです。

ただし、ずっとこれをやろうとすると歯を傷めてしまうので、本当に「ここぞ」というタイミングだけに限るのがよいでしょう。

第3章

もう人付き合いで消耗しない

人当たりのよさを磨く

ストレスの原因には、いろいろなものが考えられますが、私たちにとって一番のストレスといえば、やはり人間関係ではないでしょうか。

ということはつまり、人間関係をうまくやるように心がけて生活していれば、現在自分が感じているストレスを、半分、いや、8割くらい解消できるかもしれません。

では、どうすれば人間関係を円満にできるのでしょうか。

何も特別に難しいことをやる必要はありません。ただ**いつでもニコニコと微笑んで、愛想をよくしていればいい**のです。たったこれだけのことで、どんな人との関係もたいていうまくいきます。

シカゴ大学のウェンディ・レヴィンソンは、プライマリーケアの開業医59名と、外科医65名にお願いし、それぞれ1人につき10人の患者とのやりとりを録画させてもらいました。

次にレヴィンソンは、患者からクレームをつけられたことが一度もない医者と、2回以上クレームを言われたことのある医者の2つのグループに分けて、患者とのやりとりを分析してみました。

すると、患者さんと好ましい関係を築いていて、一度もクレームをつけられたことがない医者は、診察中に**よく笑い、親切にし、相手にたくさん話をさせる**、という特徴があることがわかりました。

とにかく微笑んでいれば、医者と患者との関係はうまくいくのです。

患者にクレームをつけられる医者は、無表情であるとか、不機嫌そうな顔をしていることが原因だとわかりました。

これは医者と患者の関係に限りません。

どんな業界の、どんな仕事をしている人でも、とにかくふだんからニコニコして人と接するようにしておけば、人間関係がおかしくなることはありません。どんな人ともうまくいく方法が、笑顔を見せることなのです。

「面白くもないのに、そんなにヘラヘラ笑っていられるか！」と感じる人もいると思うのですが、**面白いことなどなくとも、笑顔はどんどん見せたほうがいい**のです。

「男は三年に片頬」という言葉があります。

男は、3年にいっぺんだけ、それも片頬をほんの少し上げてニヤリとするくらいの笑顔を見せればいいのだという意味なのですが、それが間違いであることは言うまでもありません。

レヴィンソンの研究でも、そういう医者ほど患者からクレームをつけられることが多かったのです。

いつでもとびきりの笑顔を、出会う人すべてに見せてあげてください。それだけで人間関係はうまくいきますし、人間関係でのストレスもかなりの程度まで減らせます。

自分に向けて微笑んでくれる人を見つける

人前でスピーチをするのは、とても緊張しますよね。こういう緊張や不安はどうにかならないものなのでしょうか。

結論から言うと、あまり不安に感じないようにすることはできます。

どうすればいいのかというと、**聴衆の中でも、特にこちらに向けて微笑んでくれている（あるいは、そのように見える）人を探し、その人に向かってだけ話すようにすればいい**のです。

私は大学の講師をしておりますし、セミナーや講演会に呼ばれることも多いのですが、必ず毎回緊張します。

そのため、最初の5分くらいは、自分に向かって微笑んでいるように見える人にだけ話すようにしています。そのほうが緊張や不安を感じずにすむからです。

このテクニックは、フロリダ州立大学のノーマン・シュミットによっても効果が確認されている優れた方法です。

シュミットは、社会不安のある人に、不機嫌そうな顔の人に目を向けるという条件と、聴衆の中でも微笑んでいる人に目を向けるようにするという条件で、不安の軽減にどんな違いがあるのかを調べています。

結果は次のようになりました。

○不機嫌な表情の人に目を向ける（18名）
↓11%が不安解消
○にこやかな表情の人に目を向ける（18名）
↓72%が不安解消

（出典：Schmidt, N. B., et al., 2009より）

数値から明らかなように、にこやかな人を見ていれば、不安は解消されるのです。

自分に好意的な人に注目すれば緊張しない

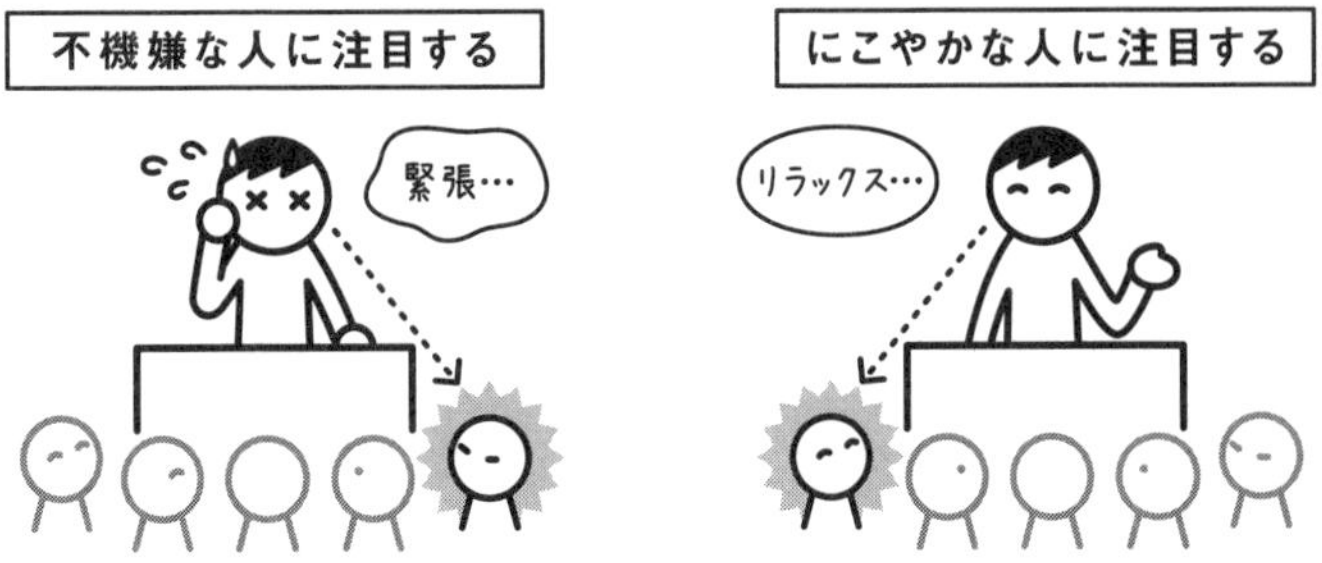
不機嫌な人に注目する
緊張…
にこやかな人に注目する
リラックス…

シュミットは4か月後に再調査をしましたが、そのときにも社会に対する不安の軽減効果は持続していたそうです。

自分に向けて微笑んでいるように見える人は、少なくとも、こちらに好意を持ってくれているということです。

そういう人に目を向けるようにすれば、**「私は、この人に受け入れられている」という安心感が得られて、そんなに緊張も不安も感じなくなる**のです。

こちらに向かってムスッとした顔をしているとか、無表情の人などを見ていると、「私の話がつまらないのではないか」「私が緊張していることを、心の中であざわらっているのではないか」などと、ネガティブな考えばかりが浮かんでしまいますので、そういう人のほうはなるべく見ないようにしたほうがいいのです。

人前で話すことはだれにとっても緊張することですし、できれば避けたいと思うかもしれません。

でも、そんなに逃げてばかりもいられないときには、ぜひこのテクニックを思い出して試してみてください。

相手の感情に「ラベル」を貼る

私たちは**怒っている顔の人を見ると、自然にストレス反応が起きます。**「ひょっとすると暴力を振るわれるのではないか」「殺されることもあるのではないか」と危険を感じるので、身体が自然に反応してしまうのです。これは人間に備わった本能的な反射のようなものです。

カリフォルニア大学ロサンゼルス校のマシュー・リバーマンは、怒った顔やうれしい顔などの表情を見せたとき、私たちの脳がどのように反応するかを、機能的磁気共鳴画像法（fMRI）という方法で確認しています。

すると、怒った顔の人を見ると、私たちの脳の中でネガティブな感情にかかわる扁桃体や他の大脳辺縁系が活性化することがわかりました。

怒った人を見ると、ストレス反応が起こるのです。

ところが、こういうストレス反応は、ちょっとしたやり方で抑制できることもリバーマンは明らかにしています。

その方法とは、**「感情ラベル法」**。**相手の顔を見て、それがどんな感情に当てはまるのかのラベルを考えるようにすると**、扁桃体の活動を抑制できたのです。

怒った顔の人を見るときには、その怒りにぴったりと当てはまるラベルを考えてみましょう。

「これは、まだ〝不機嫌〟くらいのレベルだな」

「怒りの程度がまだ小さいから、〝立腹〟くらいかな」

「おお、ずいぶん怒っているな、これは〝激昂〟レベルだろう」

こんなふうに考えるようにすると、脳のストレス反応は起きにくくなるのです。

相手の表情に合った感情ラベルについて考えようとすると、だれでも冷静になることができます。科学者や医者になったつもりで、怒っている相手を冷静に観察するよ

感情のラベリング

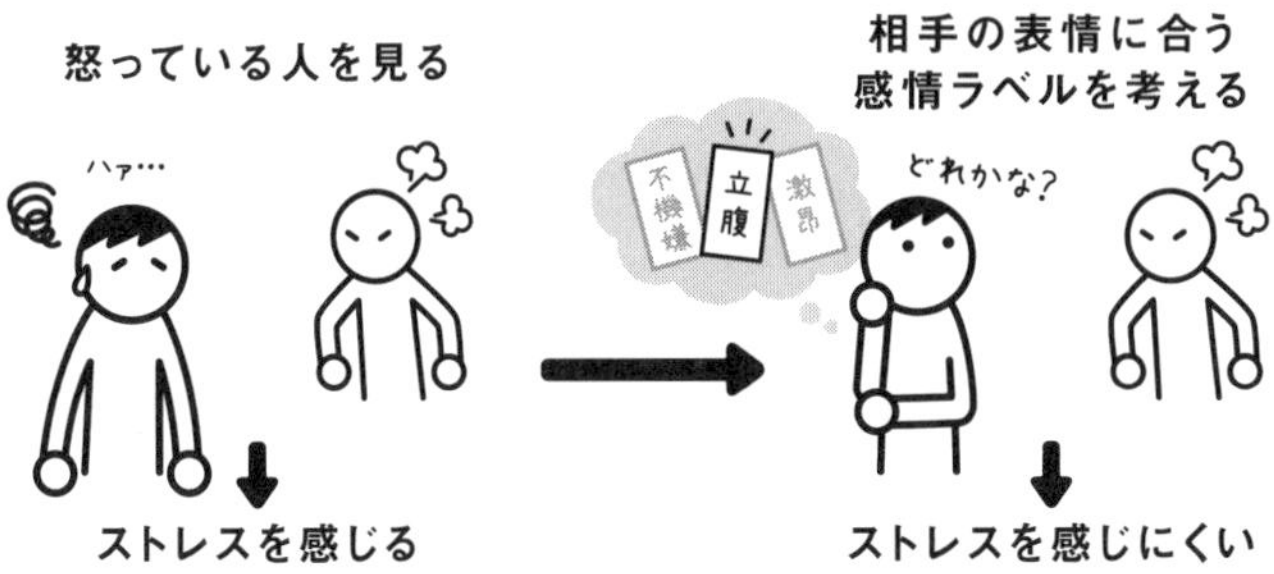
怒っている人を見る
相手の表情に合う
感情ラベルを考える
ハァ…
不機嫌
立腹
激昂
どれかな?
ストレスを感じる
ストレスを感じにくい

うにするのがポイントです。そうしていれば、あまりストレスを感じません。

怒っている人を相手にするときには、まともに相手にしすぎないほうがいいですよ。こちらもイライラしてきてしまいますからね。

怒っている人を相手にしてストレスを感じたら、落ち着いて相手の怒りのレベルを観察し、どんな怒りなのかのラベルを考えてみてください。

怒りには、むかっ腹、立腹、激怒、憤激、憤然などいろいろなラベルがありますので、もっともふさわしい単語がどれなのかを考えるようにするのがコツです。

頭の中で他のことを考えているうちに、相手の怒りもおさまってくれるでしょう。

上司と〝ほどほどに〟円満な関係を築くコツ

上司とは円満な関係を築きましょう。

なぜかというと、上司との関係が悪いと、嫌がらせをされたり、批判をされたり、無意味に怒鳴られたりすることがあるからです。

インディアナ大学のケネス・ハリスは、さまざまな業種で働く４１８名の人を対象に、職場のストレスについての研究を行いました。

その結果、**上司との関係が悪い人ほど、「仕事の悩みでよく眠れない」などのストレス反応が高まる**ことが明らかにされたのです。

上司との関係がスムーズであれば、ストレスは減らせます。

ただし、ここでひとつ注意があります。

上司との関係をよくしたほうがいいわけですが、だからといってやりすぎはダメだということです。

あまりにあからさまなお世辞やおべっかをいうのはダメです。

ハリスによると、**上司との関係がよいと、ある段階まではストレスは減ります。**けれども、さらに上司にすり寄ろうとすると、今度はまたストレスが高くなるのです。**「上司に好かれなければ……」という意識が強すぎると、それが別のストレスを生み出してしまう**のですね。

そのため、**上司とはほどほどに仲良くやっていく**のが心理学的には正解です。

いつもいつも上司におべっかを使う必要はありませんが、まあ、時と場合を選びながら、ちょっとだけ気分がよくなりそうなことを言ったり、出張に出かけるときには3回に1回くらいお土産を買ってみたり、という感じでしょうか。

何事もほどほどが一番なのですが、それは上司との関係にも当てはまります。

上司に嫌われるのは論外ですが、だからといって「上司の一番のお気に入りになろう」などとは思ってはいけません。ほどほどでいいのです。割合でいうと、6から7割くらい好かれるというくらいがいいのではないかと思われます。

上司との関係がスムーズにいくようになると、職場で感じるストレスはぐっと減らすことができます。

たいてい、ストレスが高じてうつ病になってしまうような人は、上司との関係があまりうまくいっていないことが原因です。上司とうまくやっていけば、こなしきれない量の仕事を与えられたり、ガミガミと叱責されたりすることもなく、仕事でストレスを感じなくなります。

とりあえずは、毎朝、上司と顔を合わせたら、自分のほうから挨拶をするとか、仕事の進捗具合などを、求められる前に自分から報告にいくといったことを心がけてみてください。そういった、ちょっとしたことで上司との関係はうまくいきます。

おびえるくらいなら、怒ってしまおう

不安や恐怖を感じやすく、いつでもビクビクしながら生活するくらいなら、いっそのこと怒りっぽい人間になってしまうのもいいかもしれません。

たえず上司の顔色をうかがって、小動物のようにおびえるくらいなら、むしろ「理不尽な要求ばかりするのなら、私もキレますよ」という雰囲気を出していたほうがいいのです。

「こいつは怒らせると、何をしでかすかわからない」と上司に思ってもらったほうが、仕事もやりやすくなります。

カーネギーメロン大学のジェニファー・ラーナーは、**恐怖の感情は人を臆病者にさせてしまうのに、怒りの感情は怖さを感じにくくさせる**ことを実験的に確認しています。

ラーナーは、全米からランダムに選んだ973名に、9・11テロについての質問をしてみました。半分の人には、「テロリストのどんなところに恐怖を感じますか？」と恐怖の感情について尋ね、残りの半分の人には、「テロリストのどんなところに怒りを覚えますか？」と聞きました。

それぞれに恐怖と怒りの感情を引き出したところで、ラーナーは、1年以内に交通事故や飛行機事故に自分が巻き込まれるリスクを答えてもらいました。

すると、恐怖を感じた条件ではリスクを高く答えたのに、怒りを感じた条件では、あまりリスクを感じなくなることがわかったのです。

不安や恐怖といった感情は、人を臆病にさせてしまうのですが、怒りの感情は、人を大胆にする効果があるといってよいでしょう。

何かに対しておびえたり、不安や恐怖を感じたりしたときには、怒りの感情を心に呼び覚ますようにするといいですよ。

「チクショウ！　絶対に負けないからな！」

不安や恐怖は怒りに変えてしまう

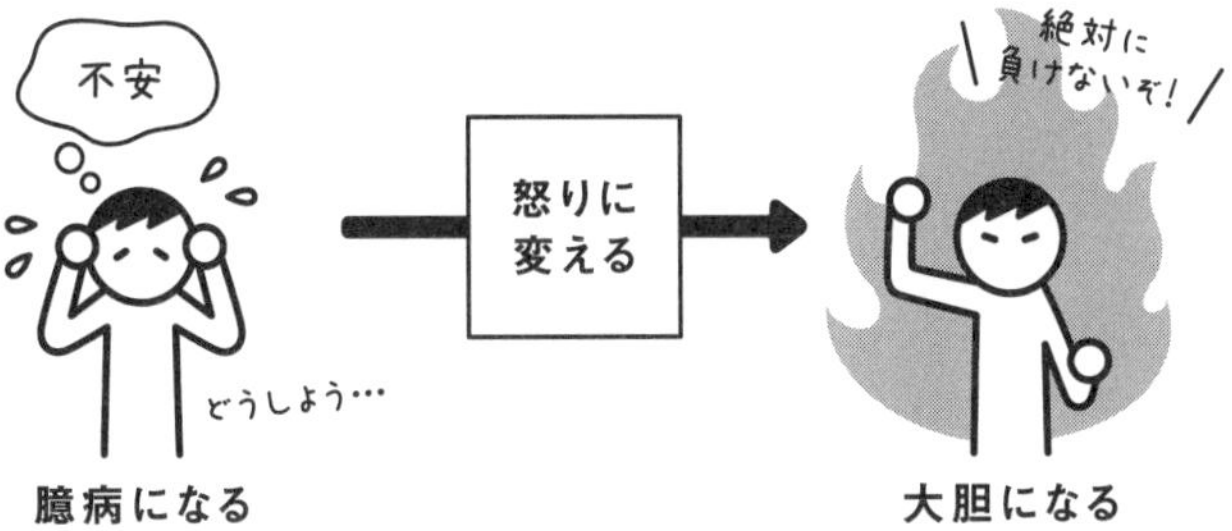
不安
どうしよう…
臆病になる
怒りに変える
絶対に負けないぞ!
大胆になる

「やってやる!」
「それ以上言ったらぶん殴るぞ!」
　こんな感じの勇ましい言葉をつぶやいていれば、恐怖心は薄れていきます。

　受験生なども、試験に合格できるかどうかで不安を抱えているものですが、恐怖ではなく、怒りの感情を引き出すようにすると、おびえずに勉強することができます。

「他の受験生には、絶対に負けない!」「全員叩きのめしてやる!」と口に出していれば、受験も怖くなくなるのです。

　性格的に臆病な人は、恐怖ではなく、怒りの感情を引き出すようにするといいかもしれませんね。

前向きな人と付き合う

私たちの感情は、一緒にいる人によって変わります。まるでインフルエンザのように人から人へと伝染していくのです。

したがって、恐怖や不安を感じている人のそばには、なるべく近寄らないようにするのが一番。自分まで不安を感じるようになってしまいますから。

「君子危うきに近寄らず」という言葉もありますが、賢い人は、自分に害をもたらすような人にはなるべく近寄らないようにするものです。

ニューヨーク州立大学ストーニーブルック校のリリアン・ムジカ・パロディィは、スカイダイビングを人生で一度もやったことがない人に、上空4キロからのダイビングをしてもらいました。

地上に降り立ったところで、その人に着ていた肌着を脱いでもらい、その肌着につ

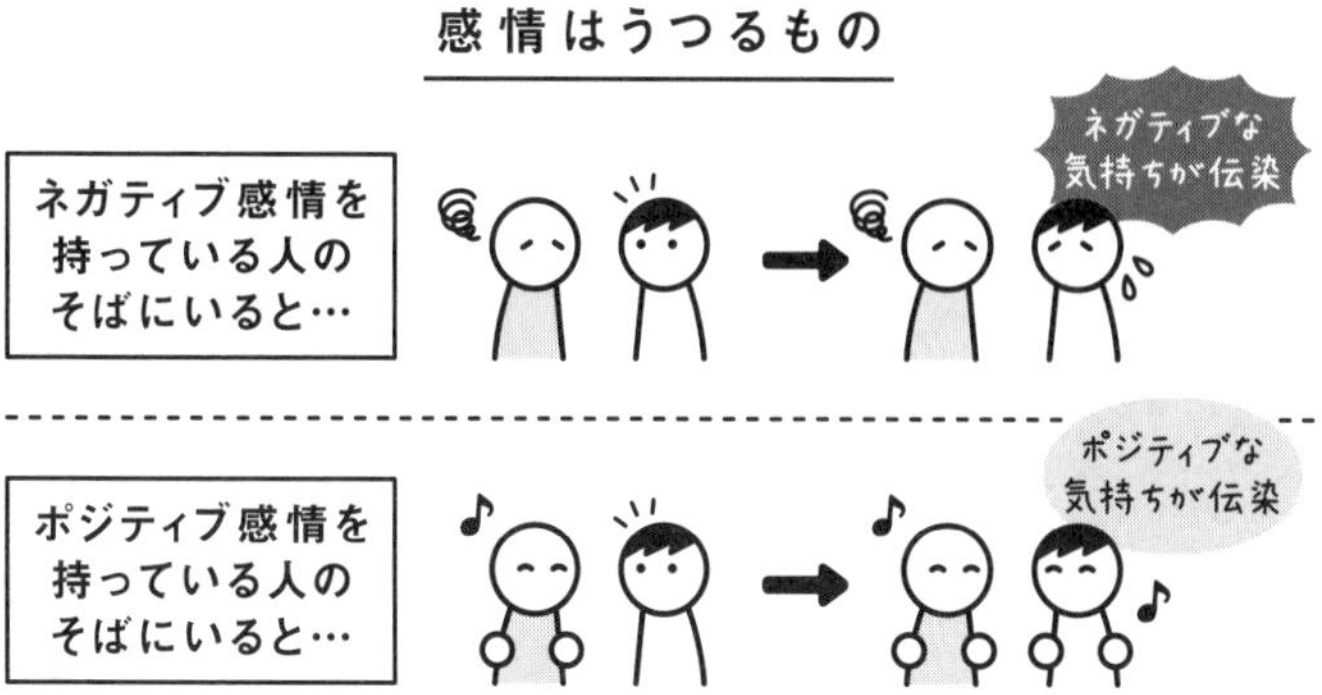
感情はうつるもの
ネガティブ感情を持っている人のそばにいると…
ネガティブな気持ちが伝染
ポジティブ感情を持っている人のそばにいると…
ポジティブな気持ちが伝染

いた汗の匂いを、別の判定者に嗅いでもらうという実験です。

スカイダイビング未経験の人は、当然のように恐怖を感じたでしょうし、冷や汗もたくさんかいたと思います。その汗にはストレスホルモンもたくさん含まれていました。

そういう人の肌着の匂いを嗅いでもらうと、なんと自分がスカイダイビングをしたわけでもないのに、匂いを嗅いだ人も恐怖を覚えることがわかりました。

また、脳を調べると、恐怖の感情を引き起こす扁桃体が活性化することもわかりました。

恐怖は確実に人から人へ伝染することが明らかにされたわけです。

臆病な人のそばにいると、なんとなく自分も臆病になってしまうのは、恐怖が伝染するからでしょう。

恐怖と疲れはちょっと違いますが、**「ああ、疲れた」「今日はだるい」といったことばかりを口癖のように言う人のそばにも、なるべく近づかないほうがいい**でしょうね。そういう人のそばにいると、自分まで疲労を感じるようになってしまいますから。

付き合う人は、恐怖や不安を少しも感じずに、楽観的で、いつでも陽気にしている人のほうがいいかもしれません。そういう人と一緒にいれば、**好ましい感情が伝染して、こちらまで楽しくなってくる**ものですから。

弱音など吐かずに、辛いときにでも元気に振る舞っている人のほうが、付き合う相手としてはベスト。

結婚する相手も、できるだけ前向きで、明るい人を選びましょう。自分がちょっと陰気なところがあるという意識のある人ならなおさらです。明るい人と結婚すれば、自分の性格も明るく変化するかもしれません。

好きな人のことを考えすぎない

思春期になって好きな人ができると、まだそれほど恋愛経験もありませんので、寝ても覚めても好きな人のことばかり考えてしまいます。

悶々とした気持ちで、ため息をつくのも思春期ならではのことなので、大いに悩むのも人生の経験になるとは思いますが、本人はとても苦しく感じているはずです。

ニューヨーク州立大学のジョアン・ダヴィラは、96名の中学生（平均13・24歳）を調査し、**好きな人のことで「頭がいっぱい」であるほど、抑うつ症状が起きやすい**という結果を得ました。

というわけで、好きな人ができるのはかまいませんが、あまり考えすぎないようにしたほうがいいかもしれません。苦しいと感じるのなら、なおさらです。

思春期の頃は、勉強も部活動もしなければなりませんし、友だち付き合いもあるでしょうし、いろいろとやることがたくさんあるので、そちらに意識を向けてみるのがいいでしょう。

勉強でも、運動でも、そちらに集中していれば、あまり好きな人のことを考えずにすみますから。

大人になってもそうですよね。

好きな人ができると、どうしてもその人のことばかり考えてしまうものです。

けれども、苦しくなるほどにその人のことばかり考えてしまうのなら、他のことに意識を向けるようにしたほうがいいかもしれません。

せっかく恋愛をしているのだから、少しくらいは甘酸っぱい苦しさを感じたほうがよいのでは、と考える人がいるかもしれません。

ですが、好きな人で頭がいっぱいになり、やせ衰えてしまうとか、仕事がまったく手につかなくなってしまう、というのでは困ります。そういう人は、やはり他のことに目を向けたほうがよいと思うのです。

他のことに意識を向けることは、「ディストラクション法」と呼ばれる心理技法なのですが（次の項目で説明します）、恋愛に限らず、**ひとつのことにのめり込みすぎてしまう人は、他のことに目を向けたほうが苦しさを感じずにすみます。**

何事ものめり込みすぎるのは危険です。

恋愛でも、ゲームでも、ギャンブルでも、やはりほどほどが一番なのではないでしょうか。

他のことに意識を向けてみる

気分が落ち込んだり、悲しい気持ちになったりしたときには、何か他のことを考えるといいですよ。

注意を他のところに向ければ、悩みも消えてくれますから。

イスラエルにあるベン・グリオン大学のガル・シェペスは、注意を他に向ける「ディストラクション法」の効果を検証する実験を行っています。

シェペスは、実験参加者に、ホロコーストの生存者のドキュメンタリー番組を見せました。

番組を見せるのに先立って、片方のグループにだけ「番組を見ている最中には、無関係なこと、たとえば〝渡り鳥〟について考えてください」とお願いしておきました。

比較のため、もう片方のグループには何も指示をせず、普通に番組を見てもらいま

別のことを考えているとネガティブな気持ちを感じにくくなる

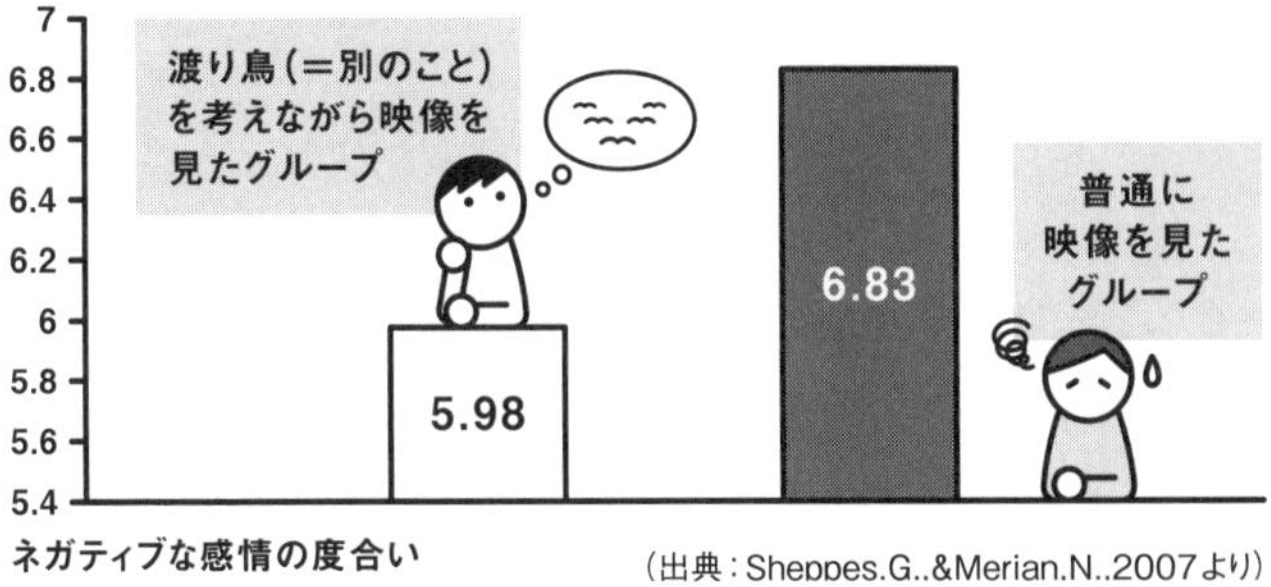

(出典：Sheppes.G..&Merian.N..2007より)

した。

番組が終わったところで、不快さや、恐怖などのネガティブな感情を測定してみると、上の図のようになりました。

グラフから明らかなように、悲しい気分にさせる番組を見ている最中に、別のことを考えているグループでは、そんなに動揺していないことがわかりますね。

シェペスの実験では、「渡り鳥」について考えさせたのですが、無関係なことであれば、どんなことでもかまわないと思います。

好きなアイドルのことですとか、有給休暇をとったときの過ごし方ですとか、とにかく無関係なことをどんどん考えてみてください。

退屈な会議に参加しているときや朝礼のときなど、頭の中でまったく無関係なことを妄想している人は多いと思うのですが、まさにそれがこの**ディストラクション法**です。

他のことを考えていれば、退屈な時間もあっという間に過ぎてくれますし、イライラしないですむのです。

前項でご紹介したように、この手法はひとつのことにのめり込みすぎたり、考えすぎたりしてしまう人にも効果的です。

ぜひ意識して活用してみるといいでしょう。

たいていのことは水に流してしまおう

ひどいことをされても、すぐに忘れてしまう人がいます。少しは落ち込むことがあっても、思考の切り替えが早く、「まあ、仕方ないか」とケロリと忘れてしまうのです。

ストレスを感じにくい人になりたいのであれば、よい意味で「忘れっぽい人間」を目指しましょう。いつまでも根に持つのではなく、許してあげるような人間になりたいものです。

アメリカのアイオワ州にあるルーサー・カレッジのローレン・トゥーサンは、「恋人が浮気しているのに気づいた」「半年間、職探しをして結局見つからない」など、96の状況でのストレスの感じやすさと、人を許してあげる気持ちの強さを測定しました。すると、両者には強い関連性があることがわかりました。

自分のためにも水に流す

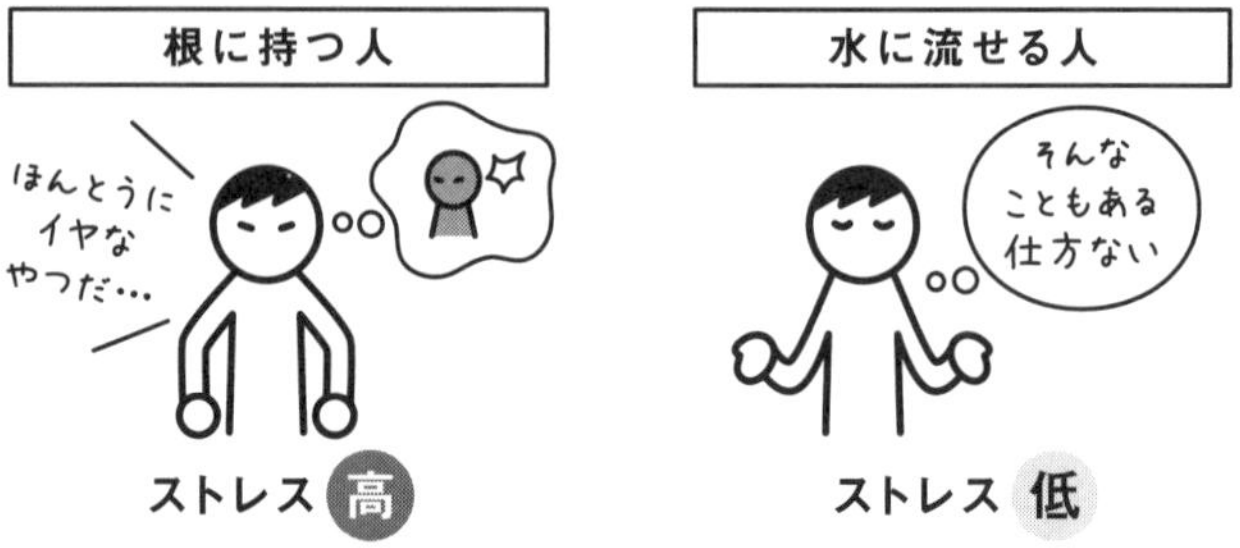
根に持つ人
ほんとうに
イヤな
やつだ…
ストレス高
水に流せる人
そんな
こともある
仕方ない
ストレス低

人を許してあげられない人ほど、ストレスを感じやすく、メンタルの健康を損ないやすいことがわかったのです。

ひどいことをされたとき、「チクショウ、あの野郎！」などとぶつぶつ文句を言いながら、いつまでも根に持つ人がいますよね。

こういう人は、ストレス反応もなかなかおさまりません。ずっと怒っているのですから、血圧も上昇したまま、心拍数も高いまま、ストレスホルモンもずっと分泌されたままになってしまうのです。

たとえひどいことをされても、すぐに気分を切り替えましょう。

「起きたことは仕方がない」

「そんなこともある」

「だれだって、同じような経験をしている」

「今回は運が悪すぎた」


このように頭の中で考えれば、水に流すのもそんなに難しくありません。

いつまでもしつこく頭の中で反芻するのをやめましょう。**頭の中で反芻し続けるから、いつまでもストレス反応がつづく**のです。

物事に執着するのは、よい場合もありますが、ことメンタルの健康という観点からすると、あまりよいことではありません。

さっぱりしていて、過ぎたことにはあまり執着しない人のほうがストレスを感じずにすみます。

「いつだって」でなく「たまたま」だと思えばうまくいく

「坊主憎けりゃ袈裟まで憎い」という言葉があります。お坊さんが嫌いな人は、お坊さんが着ている袈裟まで憎たらしく見えてしまう、ということです。

私たちは、気に入らない人のことを実際以上に嫌う傾向があります。嫌いな人に対しては、その話し方、食事の仕方、その人のつけている香水、その人の乗っている自動車など、すべてが気に入らなく見えるものです。

けれども、そんなふうに考えていたら、余計にストレスが募ってしまいます。

先ほど、「ひどいことをされても、水に流したほうがいい」というアドバイスをしましたが、**嫌いな人のこともできるだけ大目に見てあげるようにする**のがポイントです。

アメリカにあるヴァンダービルト大学のアレクサンドラ・ベティスは、9歳から15歳の70名に、家庭内でのストレスを減らす方法を教えました。

お母さんやお父さんに心無いことを言われたとしても、「お母さんは〝いつだって〟文句ばっかりだ」と考えるのではなく、今日は「〝たまたま〟虫の居所が悪いだけ」というような考えをしたほうがいいですよ、と子どもたちに教えたのですね。

すると、こういうトレーニングを受けることで、ストレスを大幅に減らせることがわかりました。

考え方をほんのちょっぴり変えるだけでも、ストレスはかなりの程度まで解消できるのです。

たとえ嫌いな人であっても、「いつだってあいつは……」と考えるのではなく、**「今日はたまたま……」**と大目に見てあげるようにすると、そんなに腹も立ちませんし、イライラして自分の血圧を上げるのもバカバカしくなって、水に流せるようになります。

たとえば、若者のことを、あるいは、年配者のことを悪くとらえる人がいます。たまたまチャラチャラした若者に不愉快な思いをしたとか、たまたま年配者に嫌がらせをされた、ということが原因だと思いますが、一部の若者や年配者を嫌うのではなく、「すべての若者（年配者）が嫌い」という方向に進んでしまうことが少なくありません。

こうなると、あらゆる若者（年配者）との付き合いでストレスを感じることになってしまいます。

そうならないためには、次のように考えるといいですね。

「たまたまおかしな若者と会った」

「たまたま怒りっぽい年配者にイヤなことをされた」

こんなふうに考えれば、ストレスを感じることも減らせるでしょう。

あらかじめ「断りのセリフ」を考えておく

本当はそんなことをやりたくもないのに、「相手が気を悪くするのではないか」などと考え、うまく断れない人がいます。

人当たりのいい人ほど、断りきれずに悩んでいるのではないかと思います。

本当はまっすぐ帰宅したいのに、上司や同僚から「飲みに行こう」と誘われると、どうしても断れない。そういう人は、お金と時間をムダにするので、後になって不愉快な気分になるのです。

もしこういう悩みを抱えているのなら、上手な拒絶法をお教えしましょう。

そのやり方とは、**あらかじめ拒絶のセリフを考えておき、拒絶する練習を自宅で何回もしておく**こと。こうすれば、仮にイヤな誘いを受けても、自動人形のようにそのセリフを口に出せるようになります。

俳優さんや女優さんになったつもりで、暗記したセリフを読み上げるだけなら、だれにでもできるのではないでしょうか。

アメリカにあるアラバマ大学のジョン・ロックマンは、ある学校の小学4年生と5年生に、タバコやアルコール、あるいはドラッグを友だちから勧められたとき、どうやって拒絶するのかを教えました。

たとえば、友人や先輩から「タバコを吸っている人って、クールだよね」と言われたときには、「ちっともカッコよくなんてないよ、ただの依存症じゃないか」とすぐに切り返せるようにトレーニングしたのです。

トレーニングは1回40分から60分で、8回のセッションで行われました。

そして1年後に、子どもたちがどれくらい非行に走るか、ドラッグに手を出すかなどを測定してみたところ、拒絶のトレーニングを受けた子どもたちほど上手に断ることができ、非行やドラッグに手を染めずにすませられることがわかりました。

ストレスフリーに断る

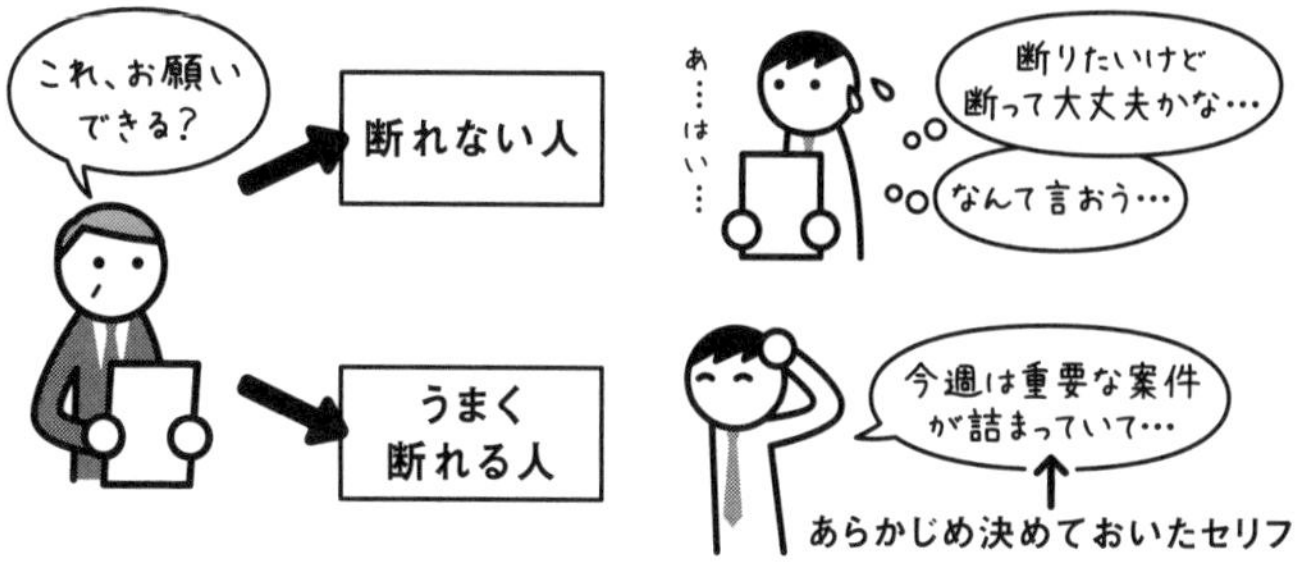
これ、お願いできる？
断れない人
うまく断れる人
あ…はい…
断りたいけど断って大丈夫かな…
なんて言おう…
今週は重要な案件が詰まっていて…
あらかじめ決めておいたセリフ

うまく断れない人は、断りのセリフをあらかじめ考えておかないのが悪いのです。「ええと、どうしようかな、ＮＯと言っても大丈夫なのかな……」などとその場その場で判断しようとするから、断れないのです。

自分がイヤなことをさらりと拒絶できる人は、頭の中に拒絶のセリフやシナリオがしっかりと入っていて、ただそれを口に出すだけなのです。人は、あらかじめ覚えていたセリフなら、うまく言えるものです。

読者のみなさんは、コンビニやスーパーのレジで会計をする際に店員さんから「袋をお付けしますか？」と聞かれて、まごついたりしますか。

たぶん、しませんよね。瞬時に「いえ、けっこうです」と断ることができるのではないかと思います。

なぜうまく断れるのかというと、あらかじめ「袋はいらないので断る」ということが自分の中で決まっているからです。

ですから、**「こういうケースでは、こんなふうに断ろう」ということをあらかじめ決めておき、自分なりのセリフを考えておく**と、コンビニの袋を断るときと同じくらいストレスを感じずに拒絶することができます。

苦しいときには、あえて笑ってみる

仕事をしていて、苦しくてもうやめたいと思ったときに、さらにもうひと踏ん張りできる魔法をお教えしましょう。

それは、**にこやかに微笑んでみる**こと。

「ああ、疲れた。もうダメ……」と感じたら、口角を上げて、ニコッと微笑んでみてください。こうするとストレスも疲労もいっぺんに吹き飛びます。

「疲れているのに、笑顔なんて見せられないよ」と感じる人もいると思うのですが、別に心から大笑いをしなければいけないわけではありません。作り笑いでもかまいませんので、とにかく笑ってみるのです。

するとどうでしょう、たった今まで疲れていたはずなのに、心が軽くなったように感じて、「もうちょっと頑張ってみるか」と前向きな姿勢が生まれるのです。

笑顔はストレスを減らしてくれる

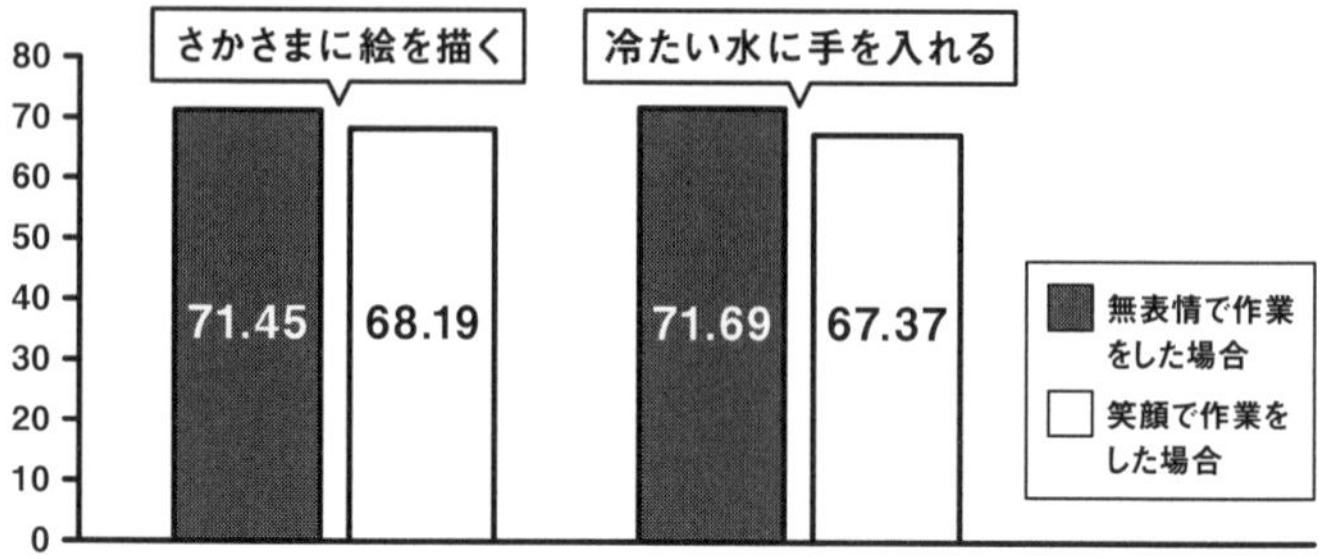

※1分間に心臓が拍動した回数（心拍数）

（出典：Kraft, T. L. & Pressman, S. D., 2012より）

笑顔にはストレス軽減効果があります。

アメリカにあるカンザス大学のタラ・クラフトは、見本の絵をさかさまに描いてもらったり、キンキンに冷えた水の入ったバケツに手を突っ込んでもらったりして、参加者にストレスを感じさせました。

ただし、半数の人には、笑いながらさかさまに絵を描いたり、冷たいバケツに手を入れてもらいました。もう片方のグループには、無表情で同じ作業をしてもらいました。

作業が終わったところで心拍数の測定をしてみると、上の図のような結果になりました。

2つのストレス作業のどちらでも、笑顔で取り組んだほうが心拍数が上がらない、つまりそんなにストレスも感じていないことがわかります。

辛くて、苦しいときには笑えばいいのです。

笑っていると、私たちの脳は何か楽しいことでもあったのだろうと勘違いして、ドーパミンなどの快楽ホルモンをどんどん分泌してくれます。だからストレスも感じにくくなるのです。

苦手なお客さまを接客しなければならないときや、生理的に肌の合わない上司と話さなければならないときなど、私たちはつい不機嫌な顔をしてしまいます。苦虫をかみつぶしたような顔をしてしまうのです。

ですが、そんな顔をしていたら、もっとストレスが高まってしまうので気をつけましょう。

嫌いな人に接するときには、できるだけニコニコしてみるのが正解です。そのほうが自分の気分も落ち着いて、イヤな気持ちも感じなくなりますよ。

テイクよりも、まずギブを心がける

ギブアンドテイクという言葉があります。喜んで人にいいことをたくさんしてあげれば（ギブ）、相手からも親切や感謝が返ってきますよ（テイク）、という意味です。

ギブのほうが先にきていることに注意してください。まずは自分から積極的に相手にギブをしてあげなければなりません。相手からテイクが返ってくるのは、その後。

にもかかわらず、私たちは自分からは相手に何もしてあげていないのに、相手からの「テイク」ばかりを求めようとする人が少なくありません。自分が損をするのはイヤだ、という気持ちがあるのでしょう。

その気持ちはわからなくもないのですが、それでも**人にはどんどん親切にしてあげるほうがいいですよ。**

仮に相手からのテイクが返ってこなくとも、どんどんギブをしてあげられる人を目

「ギブアンドギブ」でストレスを感じにくい人になる

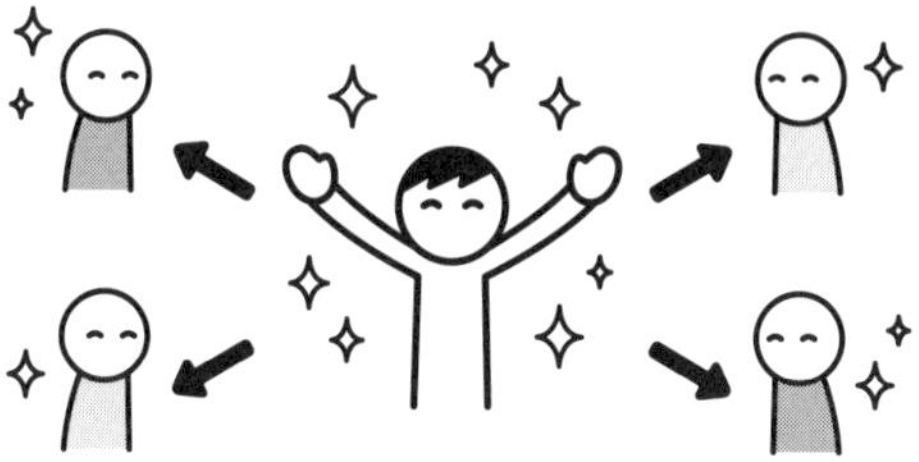

人に親切にすると自分もうれしくなる

指しましょう。ケチケチしていてはいけません。

マサチューセッツ大学のエリザベス・ラポサは、どういう日にストレスが減り、ネガティブな感情が起きにくくなるのかを分析してみました。

実験参加者に日記を書いてもらい、それを分析したのです。

その結果、**「他人にいいことをしてあげた日」にストレスが減る**ことが確認されました。

人に親切にしてあげると、親切にしてもらった相手も当然うれしいでしょうが、こちらもうれしい気持ちになれるのです。

「情けは人のためならず」という慣用句がありますよね。

人にいいことをしてあげると、自分が幸せになれるという意味なのですが、まさしくその通りになるようです。

だれに対しても、どんどん親切にしましょう。

困っている人を見かけたら、すかさず声をかけるようにしましょう。

人に親切にして、相手が喜んでいるのを見れば、こちらの心もうれしくなり、自尊心も高まるのです。

人に冷たくてはいけません。少しくらい自分が損をすることなど気にしない、というふうにしたほうが、ストレスを感じにくい人になることができます。

親しい人との触れ合いを増やす

身体的な触れ合いはとても大切です。

サルは、しょっちゅうお互いの毛づくろいをしあっていますが、それは体のノミをとってあげるというよりは、お互いの親密感や絆を深めるためであるそうです。毛づくろいをしてあげたり、してもらったりすることで安心感を得ているのです。

人間もそうで、**親しい人と触れ合っているとストレスが軽減されます。**

アメリカにあるバージニア大学のジェームズ・コーンは、16組の夫婦に実験室に来てもらい、奥さんのほうに電気ショックを受けてもらいました。

「どうして電気ショックなの？」と思われるかもしれませんが、ストレス反応を調べる実験ですので、ストレスを感じてもらうためにあえて電気ショックを受けてもらったのです。

さて、電気ショックを与えられているときの奥さんの脳を機能的磁気共鳴画像法（fＭＲＩ）という装置で調べるわけですが、このとき、２つの条件で実験を行いました。

片方の条件では、自分の夫に手を握っていてもらい、もう片方の条件では、面識のない男性の実験者が手を握っていたのです。

その結果、自分の夫が手を握っていると、脳の島皮質や上前頭回などの領域は活性化せず、あまりストレスを感じていないことがわかりました。愛する人と触れ合っていると、ストレスを感じにくくなるのです。

なお、面識のない男性の実験者に手を握ってもらっていても、ストレス軽減の効果はありませんでした。触れ合いが大切とはいえ、相手がだれでもいいというわけではなさそうです。

子どもは、しょっちゅう母親に抱きつくものですが、それはお母さんと触れ合っていると安心できるからです。

大人になるにつれ、他の人との触れ合いはどんどん減っていくのが一般的ですが、本当は**もっと触れ合いを増やしたほうがいい**のです。触れ合いを増やせば、そんなにストレスも感じなくなりますから。

しょっちゅう触れ合っている欧米の夫婦を、私たちもそういう点では見習いたいものです。恥ずかしいと思う人もいるでしょうが、触れ合いを増やせばストレスが減り、お互いに健康になれることを思えば、ぜひやってほしいですね。

時折、仲良く手をつないで歩いているご年配の夫婦を見かけることがあります。きっと夫婦仲もよく、心のほうもリラックスできるのではないかと思われます。

第4章

ストレスフリーな毎日をつくる

＼ムシャクシャしたときほど、食事に注意／

私たちは、ストレスを感じるとジャンクフードを食べたくなります。高脂肪で砂糖たっぷりのお菓子を食べると、一時的に幸せな気持ちになれるからです。てっとり早くストレス解消ができるので、多くの人がそうしてしまいがちです。

しかし、高カロリーのジャンクフードばかり食べていたら、だれでも肥満になってしまいます。そして肥満になると、自分の姿に自信が持てなくなり、自己嫌悪に陥ります。そのため、さらにストレスが高まってしまう、という悪循環にはまってしまうのです。

テキサス大学のジャクリーン・ハースは、5つのクリニックで相談を受けている3181名の女性に、どれくらいストレスを感じているかを尋ねる一方で、「この一週間で、マクドナルドやバーガーキングなどのファストフードを何回くらい食べましたか？」「コーラやペプシのような炭酸飲料をどれくらい飲みますか？」という質問をしてみました。

すると、ストレスを感じている人ほど、ファストフードや炭酸飲料をたくさん消費していることがわかりました。


同じような結果は、イギリスにあるリーズ大学のダリル・オコナーによっても報告されています。

オコナーは、平均40・32歳の女性４２２名に、１か月間、食べたものとストレスについての記録をとるようにお願いしました。

その結果を分析したところ、仕事でストレスを感じた日、つまり、だれかに批判されたり、無視されたり、あるいは大勢の前でプレゼンをしなければならなかった日ほど、高脂肪で砂糖たっぷりのスナック菓子の消費が増えることが明らかにされたのです。


もちろん、甘いものや高カロリーなものは一切禁止、とまでは言いません。私だっ

ストレスの悪循環

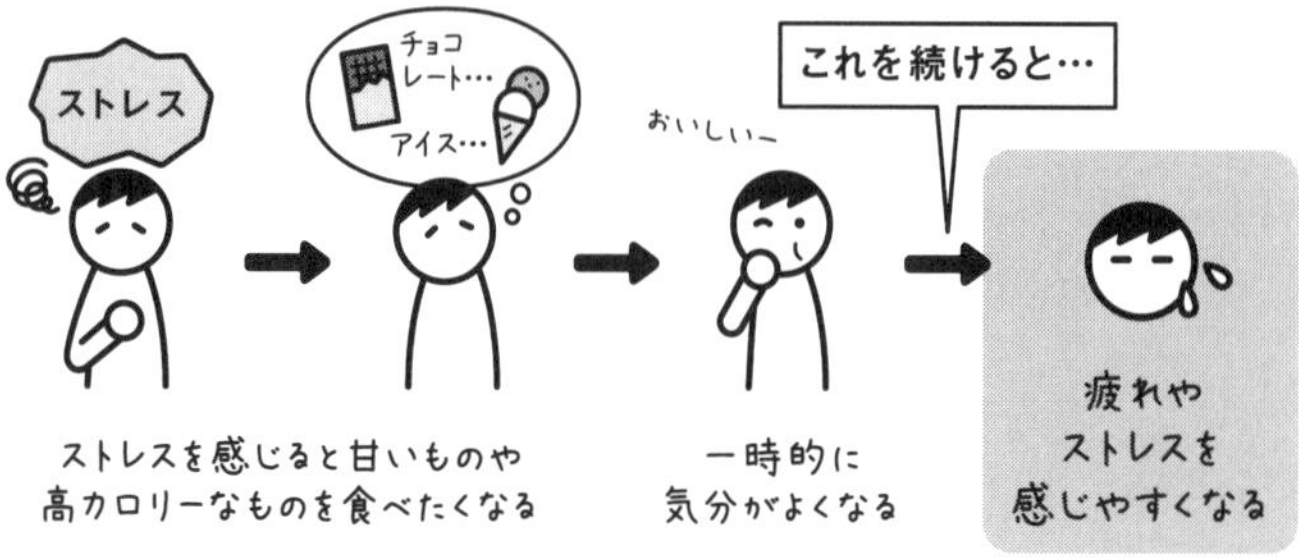
ストレス
チョコレート…
アイス…
おいしい〜
これを続けると…
ストレスを感じると甘いものや高カロリーなものを食べたくなる
一時的に気分がよくなる
疲れやストレスを感じやすくなる

て、ストレスを感じたときには、チョコレートやバニラアイスをたくさん食べてしまうタイプですから。

ただし、食べすぎには気をつけてください。毎日、職場でストレスを感じるからといって、毎日、甘いものを食べる習慣ができているような人は要注意です。

おいしいものを食べて、一時的に気分がよくなるように思っても、そのうち**肥満になると、余計に疲れやすくなり、ストレスを感じやすくなる**ので気をつけなければなりません。

1週間のうち、2回とか3回くらい甘いものを食べるのであれば問題はないと思いますので、適度にとどめておきましょう。

地中海式の食事は心の健康にも効く

地中海式ダイエットというものがあります。ギリシャやイタリアの国々の人たちが食べているような食事を参考にしたダイエットです。

地中海式ダイエットといっても、何か特別な食材を用意する必要はありません。野菜と果物をたっぷりと食べ、お肉ではなく魚にして、なるべく砂糖をとらない、という食事をすればいいのです。

そういう食生活をしていれば、肥満になりにくくなります。

そして、この食事によって、肥満を予防できるだけでなく、なんと心の健康も向上させることができるのです。

オーストラリアにあるモナシュ大学のエイドリアン・オニールは、176名のうつの症状がある人たちに、地中海式の食生活をしてもらいました。

地中海式の食生活

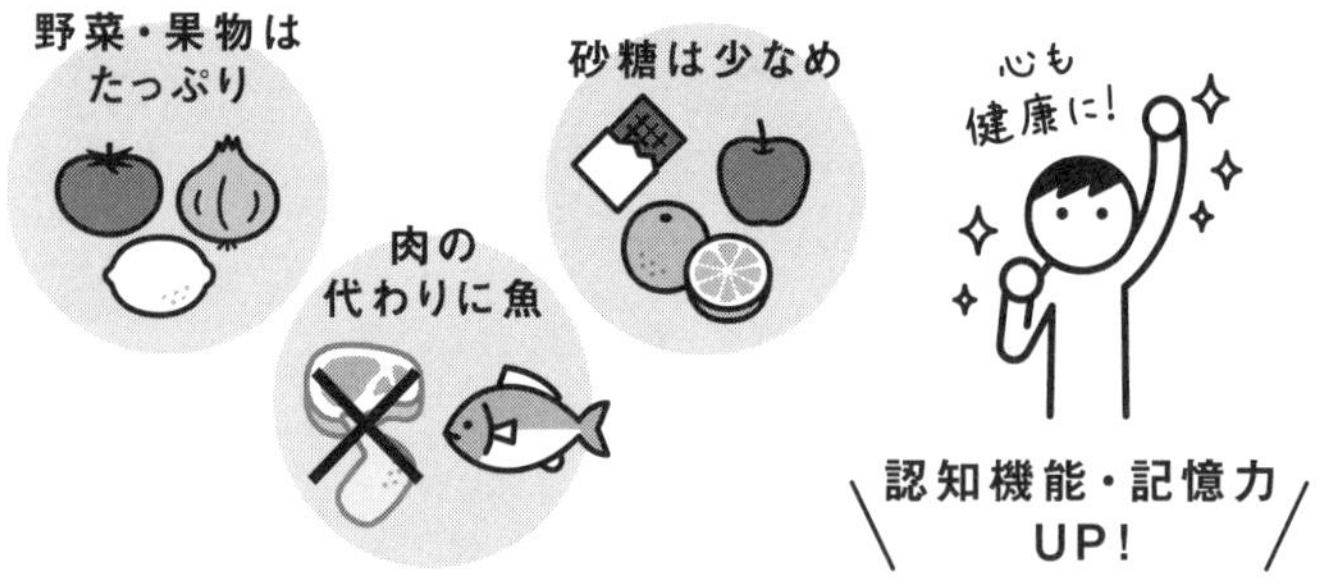
野菜・果物は
たっぷり
肉の
代わりに魚
砂糖は少なめ
心も
健康に!
認知機能・記憶力
UP!

するとどうでしょう、3か月後と半年後に追跡調査をしてみると、うつが大幅に改善されたのです。**食生活を改めると、心も健康になっていく**のですよ。

地中海式の食事については、他にもたくさんの研究があります。

同じくオーストラリアにあるスウィンバーン工科大学のロイ・ハードマンは、地中海式の食事に関する18個の研究を総合的に分析し、**地中海式の食事をとるようにすると、**

①認知機能が高まる
②記憶力が向上する
③アルツハイマーを予防できる

といったさまざまな効果が得られることがわか

りました。

他ならぬ自分自身の健康のためにも、ぜひ食生活にもっと気を配るようにしたいものです。

では、地中海式の食事ではなく、和食はどうなのでしょう。

実をいうと、和食も捨てたものではありません。

和食では、味噌、醤油、納豆などの発酵食品がたくさんありますが、ハーバード・メディカル・スクールのエヴァ・セルハブによると、**発酵食品は、身体の健康だけでなく、なんとメンタルにも好ましい効果をもたらしてくれる**というではありませんか。

昔ながらの和食を食べるようにして、なるべくファストフードを食べないようにしていれば、心も健康でいられるといってよいでしょう。

メンタルは魚を食べると強くなる

私は栄養学者ではありませんが、どんなものが心の健康によく効くのかは知っています。

じつは、**うつ病を予防・軽減してくれるありがたい栄養素**があります。

オランダにあるアムステルダム大学のロエル・モッキングは、**「オメガ3脂肪酸」であるEPA（エイコサペンタエン酸）と、DHA（ドコサヘキサエン酸）などのサプリメントを摂取すると、うつ病になりにくくなる**という研究結果を報告しています。

したがって、うつ病になりたくないのなら、オメガ3脂肪酸をたくさん摂取すればいいわけです。

オメガ3脂肪酸のEPAやDHAは、魚介類に豊富に含まれている成分。だから**魚**

を食べるように意識していれば、そんなに気分が落ち込んだりしなくなるのです。

「魚があまり好きではない」という人もいるでしょうが、自分のメンタルを強くするためにもたくさん食べましょう。

ストレスを感じにくい体質になりたいのなら、食べ物の好き嫌いを言っている場合ではありません。

先ほど「地中海式の食事がよい」というお話をしましたが、地中海式の食事では、肉ではなく、魚を中心としています。魚をたくさん食べているから、うつを感じにくくなり、陽気でいられるのかもしれませんね。

魚に含まれるEPAやDHAは、血管を柔らかくし、血液をサラサラにする効果もあります。つまり、動脈硬化や心臓病のリスクまで減らせるので、メンタルだけでなく身体にもいいのです。

生の魚は傷みやすかったりしますので、おすすめは**サバの缶詰をたくさん買っておくこと**。缶詰なら日持ちしますから、毎日買い物に行く手間も省けます。

考えてみると、日本は海に囲まれた島国なので、日本人は昔から肉よりも魚をよく食べていました。昔の日本人は、肉よりも魚をよく食べていたからこそ、元気でいられたのかもしれません。

食生活が欧米化されるにつれて、最近の日本人は魚よりも肉を食べる人のほうが圧倒的に多くなり、それによってストレスを感じやすい人も増えたのではないかと推論できます。

魚を食べるのではなく、もっとお手軽にＥＰＡやＤＨＡを摂りたいなら、サプリメントでもよいかもしれません。市販のサプリメントでＥＰＡを毎日摂取するようにすれば、あまりストレスを感じなくなりますよ。

運動を習慣にするための仕掛けをつくる

福岡にある西鉄福岡（天神）駅には、非常におもしろい階段があります。なんと、階段がピアノの鍵盤になっていて、踏む箇所によって音が変わるのです。

こういうおもしろい階段なら、運動するのが面倒くさい人でも、「今日は、階段を使ってみようかな」という気持ちになるのではないでしょうか。

肥満にならず、ストレスを感じにくい体質になりたいなら、運動をすればいいのですが、身体を動かすのは基本的に面倒くさいので、やりたくないという人も多いですよね。運動をするには、おもしろさや楽しさを感じられる仕掛けがなければ、長続きしないのです。

米国疾病管理予防センターのロビン・ソラーは、エレベータやエスカレータの横の階段に絵を描いたり、芸術作品を置いたり、音楽を流したりすることで、階段の利用者が増やせるのかどうかを検証した16の論文を総合的に分析してみました。

その結果、おもしろい工夫がなされているほど、エレベータでなく、階段の利用者が増えることがわかりました。おもしろい仕掛けがあるのなら、私たちは面倒くさがらずに階段を利用するのです。

これから運動をしようと思うのなら、**運動するきっかけとなるような「仕掛け」をまず考えなければなりません**。ただ苦しいだけでは、人は運動習慣を身につけることができませんからね。

ウォーキングが心身の健康によいといっても、ただ漠然とウォーキングを始めても、おそらくは3日もつづかないでしょう。

そんな人におすすめなのが、ウォーキング用のアプリ。

ウォーキング用のゲームアプリをダウンロードしておき、ゲームとしてウォーキングを始めるのなら、どうでしょうか。これなら楽しくウォーキングもできそうです。

ウォーキングするたびに、ゲームの主人公の経験値がアップしたり、お金がもらえたりするのなら、歩くモチベーションも高くなります。

「健康によいから」というだけでは、運動習慣は身につきません。**健康によいことは頭では理解していても、面倒くさいと思う気持ちのほうが強いので、なかなか運動の習慣を身につけられない**のです。

この点は、勉強と同じです。楽しさを感じられないと、なかなか習慣化はできません。

運動習慣を身につけるには、まず自分自身が楽しいと思えるような仕掛けをつくることが先決です。

ゲームアプリのように、運動すると何かおもしろい特典がついてくるような仕掛けをつくっておけば、楽しく運動習慣が身につけられますよ。

メールチェックは1日3回まで

みなさんは、フェイスブックやインスタグラムなどのSNSをやっていますか。いろいろな人とやりとりをするのは、単純に面白いですよね。とはいえ、やりすぎていると、疲れてしまうのも事実。

ちょっぴり心が苦しいなと感じたときには、メールやSNSを見る機会を減らすことも考えてみてください。やりとりの回数を制限するだけで、心が晴れやかになりますよ。

カナダにあるブリティッシュ・コロンビア大学のコスタディン・クシュレフは、コミュニティセンターにポスターを貼ったり、地元の新聞に広告を出したりして、124名（平均30歳）の実験参加者を集めました。

そして参加者をランダムに2つのグループに分け、片方のグループには「1週間、

メールチェックの回数を減らす

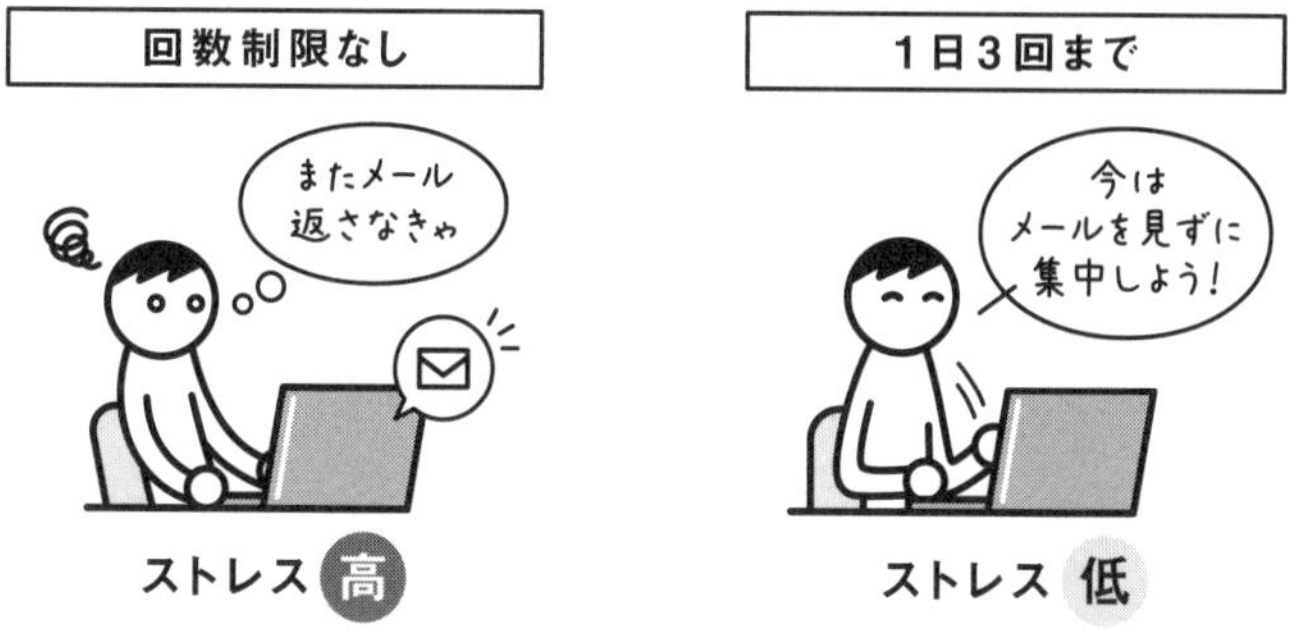
回数制限なし
またメール
返さなきゃ
ストレス高
1日3回まで
今は
メールを見ずに
集中しよう！
ストレス低

1日のメールチェックは3回まで」という指示を出したのです。

残りのグループには、今までと同じようにメールチェックの回数は無制限のまま、これまで通りの生活を送ってもらいました。

さて、1週間後にもう一度参加者にいろいろと尋ねてみると、**メールチェックを1日3回までに制限したグループでは、毎日のストレスが減り、ポジティブな気分を感じられるようになり、睡眠の質も向上し、仕事もたくさんこなせるようになっていました。**

ただメールチェックの回数を制限するだけで、いろいろな効果が得られたのです。

このように、クシュレフの実験ではメールのやりとりが制限されたわけですが、同じことはSNSのチェックにも当てはまると考えられます。

しょっちゅうスマホを確認して、SNSを見ている人がいますが、1日に何十回も確認することが心の健康によいわけがありません。

SNSをやってはいけないとまではいいませんが、午前と午後に1回ずつ、夜にもう1回、合わせて3回くらいの確認にしておくのがベターでしょう。

かくいう私は、一切のSNSをやめてしまいました。

SNSに自分の人生を振り回されているように感じることがわずらわしかったからです。不思議なもので、SNSをやめると心もスッキリしました。

仕事がらみのメールのチェックもあまりしなくなりました。メールの返信が少し遅れてしまうことがありますが、それはしかたがありません。

本当に急な連絡であれば、メールでなく、電話をかけてくるはずですので、気にしないことにしました。

もちろん、SNSを楽しくやっているのであれば、どうぞつづけてください。面白くてしかたがないのであればよい息抜きになるでしょう。

ただ惰性的に、何となく面倒くさいと感じながらやっているのであれば、1日に3回くらいにしておいたほうがいいのではないでしょうか。

自分が疲れない範囲で、ほどほどにやるのがポイントです。

適度な「サボり」が大切

テクノロジーの発達により、コンピュータのモニタリング・システムで、上司は部下たちがきちんと仕事をしているのかを容易に監視できるようになりました。

仕事に関係のないネットサーフィンをしたり、サボったりしていると、すぐにバレてしまうわけです。

では、こういうモニタリング・システムは、仕事の効率を高めるのでしょうか。

イエール大学のB・アミックによりますと、むしろ部下たちは常時監視されていることにストレスを感じ、仕事の効率が悪くなってしまうことのほうが多いのだそうです。

仕事なのですから、もちろん手を抜いたりしてはいけませんが、人間はロボットではないのですし、そんなにずっと力を出しつづけられるわけではありません。

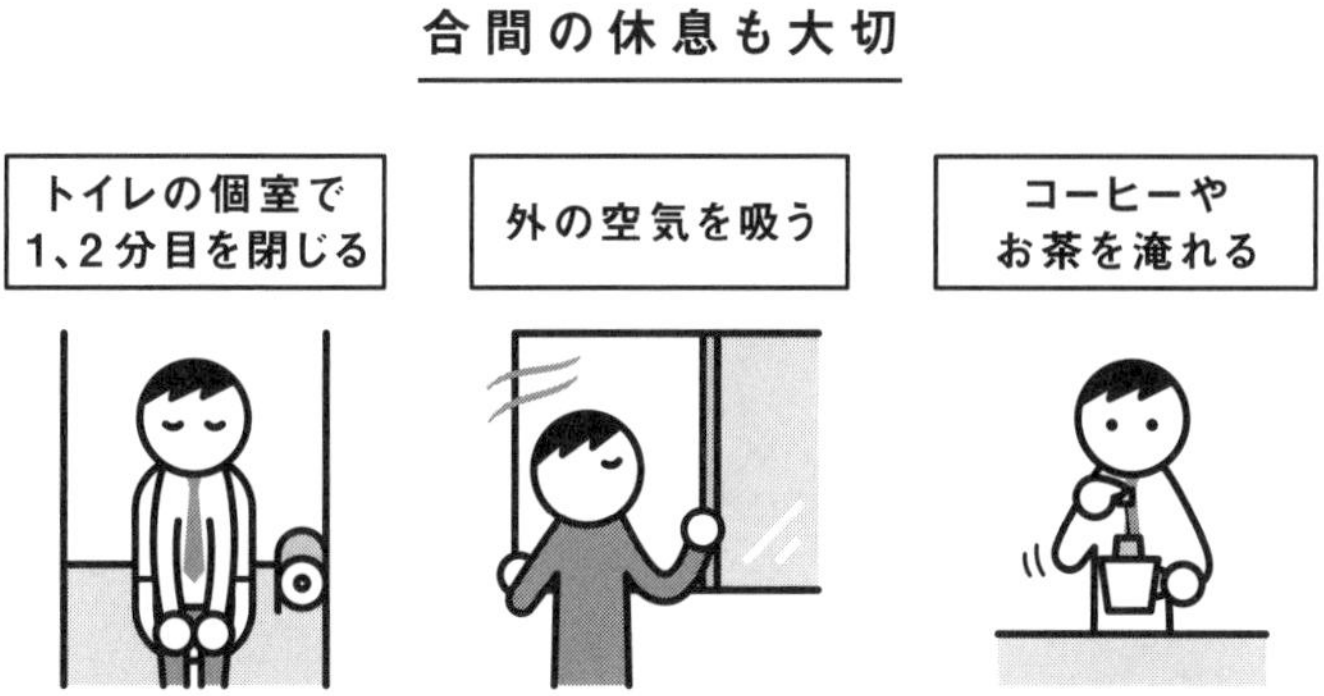
合間の休息も大切
トイレの個室で1、2分目を閉じる
外の空気を吸う
コーヒーやお茶を淹れる

というわけで、ちょこちょことサボりましょう(笑)。

「ああ、このままでは私は壊れてしまう」と感じるほどに全力を出してはいけません。

そういう人は、ストレスが高じて〝燃え尽き症候群〟になってしまいます。うつになってしまうほどに頑張りすぎてはいけないのです。

性格的に真面目な人には難しいかもしれませんが、**自分を守るためにも、「適度なサボり」は絶対に必要です。**「サボる」という言葉に抵抗があるかもしれませんが、スポーツ選手が練習の途中で、ちょこちょこと水分補給をするようなものだと思ってください。

そういえば私が中高生だった頃には、部活動の練習中には「水を飲むな」と指導されました。今とはまったく逆です。水を飲むと余計に苦しくなるからという理由なのですが、夏場の暑い日には水を飲まないと倒れてしまいます。

そのため、たいていの生徒はトイレに行くふりをして、こっそり水を飲んで戻ってくるということを当たり前のようにやっていた記憶があります。そうやって、ちょこちょこサボる技術を磨いていたのかもしれません。

もちろん、仕事をサボっていることがバレてしまうと勤務評定に響いてしまいますので、そこはうまくやる必要があります。

一番のおすすめは、**トイレの個室に入って、1、2分ほど目を閉じてくつろぐ**こと。あるいは**非常口の階段から出て、外の空気を吸う**こと。ほんのわずかなおサボりですが、ストレス回復効果があります。

コーヒーやお茶を淹れるのもいいアイデアですね。その際、ついでに他の人の分までお茶を淹れてあげるようにすると、サボっているというよりは、気を遣っているような印象になるので、みなさんの評価も上がるでしょう。

年齢よりも若い格好で心に活力を

ある程度の年齢になってくると、誕生日を迎えてもうれしさを感じなくなります。いや、うれしいどころか、気分が滅入ってしまうことのほうが多くなります。「またひとつ年をとったのか……」ということに否応なく気づかされ、自分の老いを意識させられるからです。

何歳になっても活力を失わないようにするには、どうすればいいのでしょうか。

そのためのひとつの方法は、**できるだけ若いときのライフスタイルを維持すること**。具体的には、**年齢よりも若い服装をしてみる**のです。若い装いをすると、気分も若返ったように感じますからね。

ハーバード大学のエレン・ランガーはとてもユニークな実験をしています。

まず、人里離れたニューイングランドのホテルに一週間ほど泊まってもらいました。

そのホテルは実験的に大改装されていて、調度品など、置かれたものがすべて20年前のものになっていました。

そして、70代から80代の参加者たちには、そこで当時に戻ったつもりで生活してもらったのです。

するとどうでしょう、ホテルに一週間滞在した参加者たちは、同年代の比較群に比べて、関節の柔軟性も高まり、手足がよく動くようになりました。足取りもしっかりして、姿勢もよくなりました。

さらに、ホテルに滞在した参加者の写真を部外者に見せたところ、比較群よりもはるかに「若い」と判断されたのです。

「鰯《いわし》の頭も信心から」という言葉がありますが、**「私は若いのだ」と思っていると、本当に若返る**ことが実証されたといえるでしょう。

洋服を買いに行くときには、店員さんに、「10歳くらい若く見えるような服を選んでくれませんか?」とお願いしてみましょう。10歳でなく、20歳若く見える服でもいいですよ。

美容院に行くときにも、「若く見えるような髪型にしてください」と注文しましょう。見た目の印象を若くすれば、私たちの心と体は本当に若返ります。

全身をそっくり若くするのに抵抗感があるのなら、ネクタイだけ、あるいは下着や腕時計だけは若い人が身につけるようなものにするのでもいいかもしれませんね。少しでも若者を意識したものにすれば、ずいぶんとメンタルも若返るでしょう。

若い格好をしていれば、気持ちも若返ってきて、心に活力があふれます。「自分が老けた」と思うから、気分も落ち込み、精力的な活動ができないのです。

一度がむしゃらに働いてみる

仕事と遊びのバランスは大切ですが、遊ぶことは引退してからでも十分にできますから、働けるうちはとにかくがむしゃらに働きましょう。

なぜ、がむしゃらに働くのがよいのでしょうか。

その理由は、どんな業種であっても、本気で仕事に精を出していれば、その仕事ぶりが認められて、出世したり、収入がアップしたりするからです。

どんなに不器用な人でも、人の2倍も働けば、必ずその努力は業績につながります。人の2倍も3倍も働いているのに、収入が増えない、ということはまずありません。

こうして収入が増えてくると、ストレスも感じなくなります。

私たちは、**たくさんお金を持っていると、心理的な余裕も持てる**のです。

カーネギーメロン大学のシェルドン・コーエンは、1983年、2006年、2009年に行われた全米規模の調査をもとに、3つの調査すべてで、**「収入が多い人ほど、ストレスを感じにくい」**という結果が得られたという報告をしています。

ストレスを感じるのは、収入が低い人。さらにコーエンは、仕事がない失業者もストレスが高いという結果も得ています。

お金がないと、「いざというときにどうしよう？」という不安がどうしてもぬぐえません。金銭的に余裕があればこそ、人は安心して生活できるのです。ですから、とにかく必死に働いて、ある程度のお金を持っていたほうがいいのです。

若いうちには、私たちはどうしても遊びにお金を使いたくなってしまうものですが、頑張って貯金をしてください。少しずつでも貯金をしていけば、預金通帳を見るたび、自分に自信も持てるようになります。

アリとキリギリスの寓話を思い出してみてください。

お金がない人は、心理的な余裕もなくしてしまうので、ささいなことで腹が立つものです。「金持ち喧嘩せず」という言葉もありますが、お金を持っていると、だれかに失礼なことをされても、そんなに腹も立たないので、笑って水に流すことができます。

余裕をなくしているから、いちいち気に障るように感じてしまうのです。

ただし、たくさんお金を持っているほうがストレス予防になるとはいえ、ギャンブルや株に手を出してはいけません。お金を稼ぎたいのなら、仕事に全力で取り組んでください。そうすれば間違いなく給料は増えていきます。これが王道です。

お金がほしいからといって、ラクな道を選ぼうとすると、かえって問題を抱えることになりますのでくれぐれも気をつけてください。

そうそう、財布の中には、ある程度の現金を入れておくのもよいですよ。たっぷりと現金を持っていると、なんだか自分が偉い人間になったように感じて、心理的な余裕を持つことができるからです。

「家族のため」と考えてみる

仕事に取りかかるときには、自分のためというより、「家族のため」という意識を持つようにしましょう。

自分のことよりも家族のことを優先する人はストレスを感じにくい、というデータがあるからです。

カリフォルニア大学アーバイン校のベリンダ・カンポスは、ラテン系173名、ヨーロッパ系257名、アジア系642名の大学生を対象に調査し、自分よりも家族を優先する人のほうが心理的に健康で、ストレスを感じにくいことを突き止めました。

文化的な背景は関係なく、ラテン系であっても、ヨーロッパ系、アジア系であっても、自分より家族を優先する人は、みな等しく心理的に健康だったのです。

ただし、ラテン系の人は、もともと家族を大切にする人が相対的に多く、そのため

でしょうか、ヨーロッパ系やアジア系の人に比べても全体的に陽気な人が多いことも
わかりました。

若いときにはものすごくいいかげんで、ちゃらんぽらんな生活を送っていた人でも、
なぜか結婚を機に、生まれ変わる人がいます。

おそらくそういう人は、自分のためというよりは、「家族のため」という意識で生
活するようになるからでしょう。自分のためというだけでは、そんなに仕事を頑張る
ことができないかもしれませんが、愛する家族のためだと思えば、少々の苦しさには
喜んで耐えられるものです。

毎日、クタクタになるほど働いても、自宅に戻って子どもの顔を見ると、いっぺん
に疲れは吹き飛びます。家族というのは、そういう不思議な力を私たちに授けてくれ
るのです。

ストレスに関するどんな研究を見ても、独身者よりも、既婚者のほうがストレスは
少ない、ということが明らかにされています。

独身者のほうが、自分の好き勝手に生きていくことができるので、ストレスも少ないのではないかと思われるかもしれませんが、私は、独身者のほうが既婚者よりもストレスを感じない、ということを示した研究には一度も出会ったことがありません。結婚をすると独身のときのようにはいきませんし、窮屈な思いをすることもありますが、それでもストレスは少ないのです。

もちろん、結婚をして失敗する人がいないわけではありませんが、それでもやはり家族がいるというのは、私たちにとって心強い支えとなります。

少しくらいイヤな出来事があっても、妻や夫、あるいは子どもの顔を見れば、たいていのことは軽く受け流せるようになるのです。ですから、最近の人たちはあまり結婚をしたがらないという話も聞きますが、よいご縁に出会ったらぜひ結婚してほしいですね。

日向ぼっこでビタミンDをチャージ

天気のいい日には、できるだけ外に出るようにしましょう。
なぜ外がいいかというと、**広々とした空間にいれば心も軽やかになり**、さらにはもうひとつ〝おまけ〟の効果も期待できるからです。

そのおまけとは、**日光浴によってビタミンDを摂取できる**こと。ビタミンDは、日光を浴びると皮膚で合成されるという特徴のあるビタミンです。

ビタミンDは魚などを食べることによっても摂取できますが、外で日向ぼっこをしているだけで摂取できるのですから、こちらのほうがお手軽ですよね。

ビタミンDを摂取するとうつも治ります。

イランにあるテヘラン大学のナイエラ・コラミンヤは、40名のうつ症状にある外来患者にお願いして、ある人には約0・4ミリグラムのビタミンDを飲んでもらい、2

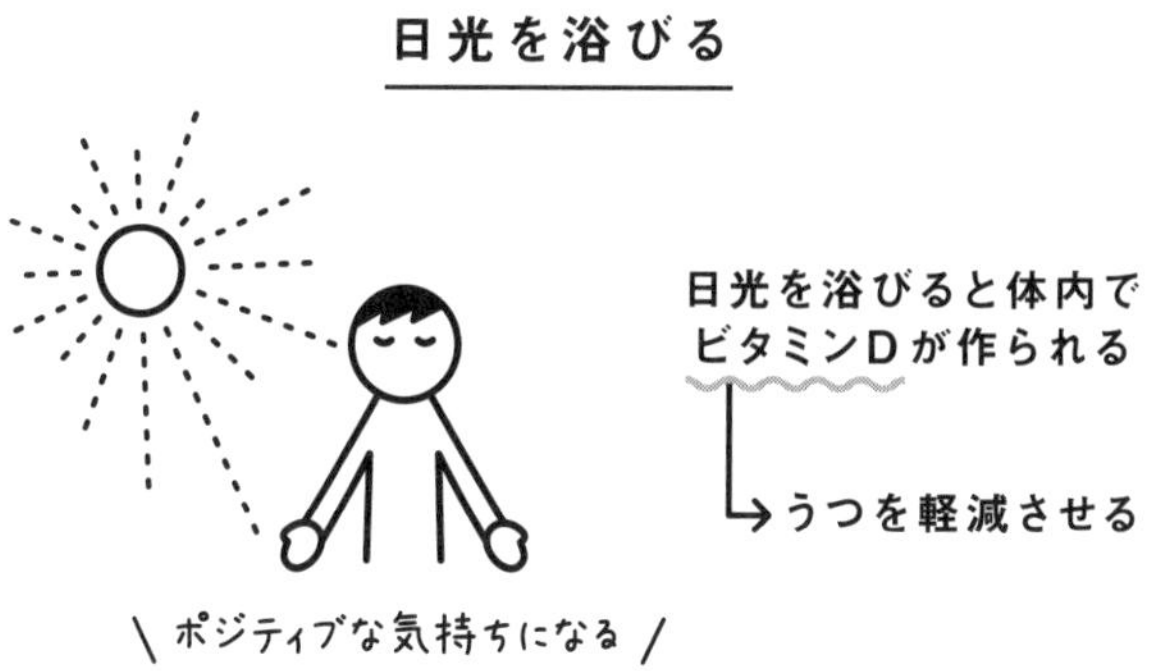
日光を浴びる
日光を浴びると体内でビタミンDが作られる
うつを軽減させる
ポジティブな気持ちになる

週間おきにうつの症状を測定しました。

別の人には20ミリグラムのフルオキチセン（抗うつ薬の一種）を同じように飲んでもらいました。

さらに3番目のグループには、ビタミンDと抗うつ薬の2つとも飲んでもらいました。

その結果、ビタミンDには、抗うつ薬と同じようにうつを軽減させる効果があることが確認できたのです。ただし一番効果があったのは、ビタミンDと抗うつ薬を両方とも飲むグループでした。


日光浴をしていれば、自然とビタミンDが摂取できますし、それによって心も晴れ晴れとしてくることが期待できます。

「外にいると、日焼けをしそう」という気持ちはわからなくもありませんが、少しの時間でも外に出るといいですよ。最近は、リモートワークも普及して、外に出る頻度が減った人が多いと思うので、なおさらです。

ちなみに、ビタミンDは食べ物からも摂取できますが、限られた食品からしか摂取できません。ビタミンDが比較的多く含まれているのは、シラスやサケ、イワシやウナギなどで、魚に多く含まれているようです。

ですから魚から摂取してもいいのですが、そんなに魚ばかり食べるというわけにはいかないと思うので、やはりおすすめは日光浴。

外に出て、自然の多いところをウォーキングしていると、自然の風景を楽しむことで精神的にリラックスできますし、歩くことによって体も丈夫になり、ついでに日光浴によってビタミンDも摂取できて、いいことだらけです。

ポジティブな気持ちになりたいのなら、外に出ることです。晴れた日にはなおさら外に出てみてください。

ポジティブ日記をつける

毎日、**自分の身に起きた「幸せな出来事」や、「感動したこと」を日記につけるようにする**と、心もウキウキしてくるでしょう。そういうポジティブな日記をぜひつけるようにしてみてください。

よいことだけを記す日記をつけようと決めると、ポジティブなことを意識して探すようになります。日記をつけるためには、ネタとなる出来事を見つけなければなりませんので、**自然とポジティブなことに目が向くようになる**のです。

また、ほんの小さなことでも感激したり、幸せな気持ちになったりすることができなければ書けません。そのため、たとえば「今日は晴れていた」というような、**以前なら気にも留めなかったことでも喜べるようになる**のです。

日記をつけるときに、恨みや妬みのようなマイナスのことばかりを書き連ねている人もいるかもしれませんが、ストレスを減らすために効果的なのはポジティブ日記。この点はとても重要なので、お間違えのないように。

サザン・メソジスト大学のローラ・キングは、81名の大学生に頼んで、4日連続で20分間、エッセイを書いてもらいました。ただし、片方のグループにはネガティブなことだけを、もう片方には可能な限り最高の未来を書くように指示しました。

それから3週間後、どれくらい心理的に生き生きした気持ちになるのかを測定してみたところ、明るい未来を書いたグループのほうが得点は高くなりました。

ポジティブなことを書いていると、本当にポジティブになっていくのです。

「日記をつけるなんて面倒だ」と思う人もいると思うので、ものすごく短くとも、箇条書きでもかまいません。それこそ2分間でも大丈夫です。それならだれでも簡単にできるのではないでしょうか。

ミズーリ大学のチャド・バートンは、49名の大学生に、2日間、わずか2分だけポ

ポジティブ日記をつける

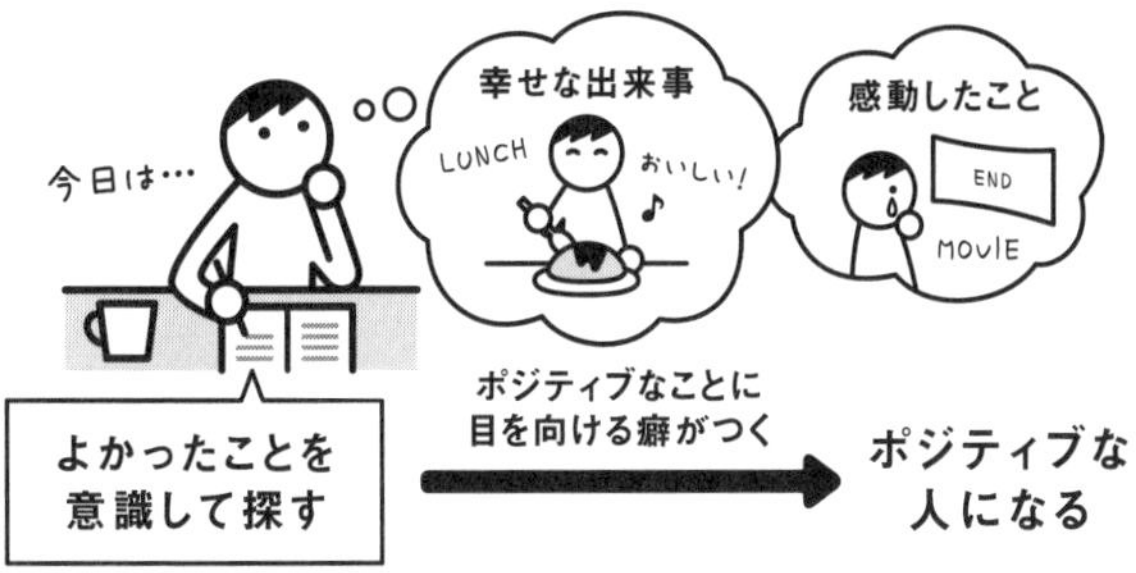
今日は…
幸せな出来事
LUNCH
おいしい!
感動したこと
END
MOVIE
よかったことを意識して探す
ポジティブなことに目を向ける癖がつく
ポジティブな人になる

ジティブな経験を紙に書いてもらったのですが、それだけでもストレスが減って身体的な不調の訴えも少なくなるということがわかっています。

わずか2分で健康になれるのですから、すごいですよね。ちなみにバートンの論文のサブタイトルは「2分間の奇跡」。

2分間でいいということは、子どもの絵日記レベルでもかまわないということです。箇条書きで1つ、2つ書くくらいなら、ものぐさな人でも何とかなるのではないでしょうか。

「そんなによいことが毎日あるわけでもない」と思うかもしれませんが、ポジティブ日記をつけるようになると、いろいろとポジティブなことを発見できるようになります。ぜひ試してみてください。

第 5 章

ネガティブな自分をアップデートする

自分にやさしくしてあげよう

ネガティブ思考をしやすい人は、「自分に厳しい」という傾向があります。

普通の人は、「他人に厳しく、自分にやさしい」ということが多いのに、ネガティブ思考の人はその反対で、「自分にものすごく厳しい」のです。

もっと自分を甘やかしましょう。

他ならぬ自分自身のことなのですから、もっと愛してあげましょう。自己嫌悪に陥る必要もありません。いつだって「私はＯＫ！」という思考をとるようにしてみてください。

オランダにあるマーストリヒト大学のエルク・スミーツは、自分に3週間やさしくするだけで、悩みが解決できることを実験的に明らかにしています。

スミーツは、自分にやさしくする条件のグループには、初日にブレスレットを渡して、1週間目には自分を批判する思考が頭に浮かぶたびに、ブレスレットを右手首から左手首へと移し替える、ということをやってもらいました。この作業は、自己批判への気づきを高めるためのものです。

2週間目には、「なぐさめ記録」をつけてもらいました。自己批判をしたり、自己嫌悪に陥ったりするたびに、「ドンマイ！　気にしないで！」「大丈夫、だれだって私と同じミスをするんだから！」といった記録をつけてもらったのです。

3週間目には、寝る前に3回、自分に愛の言葉をつぶやいてもらいました。「私は自分のことを世界で一番好き」という具合です。

比較のためのコントロール条件を行うグループには、3週間、タイムマネジメントのやり方を学習してもらいました。

時間の使い方はうまくなるかもしれませんが、悩みを解決することとは無関係のことをしてもらったわけです。

自分にポジティブな言葉をかける

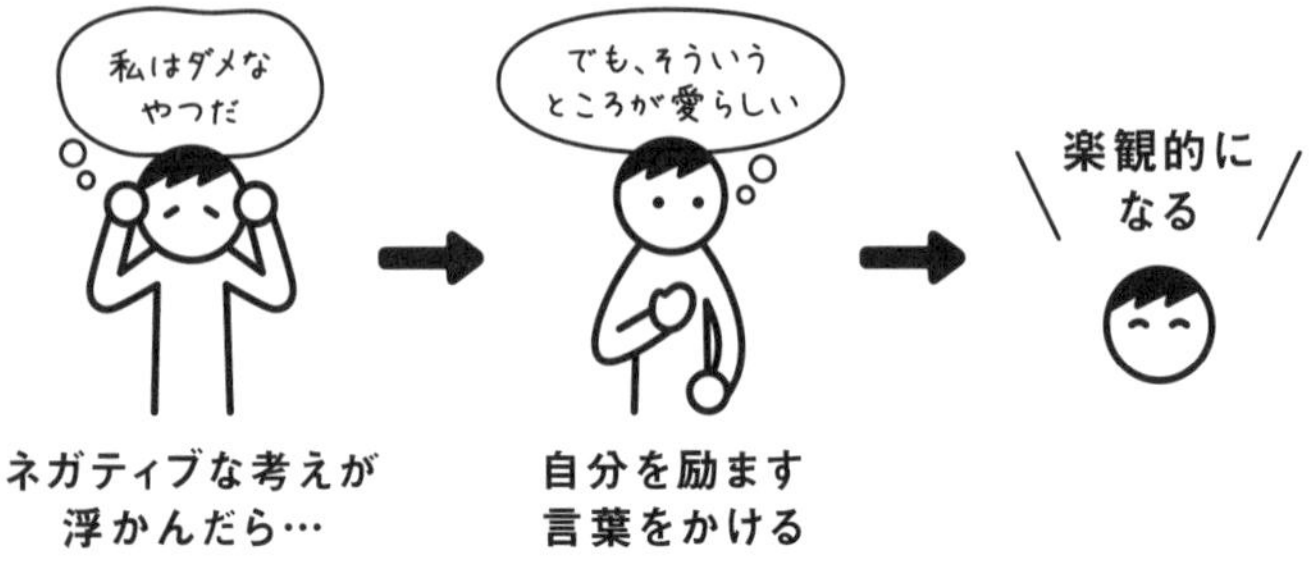
私はダメな
やつだ
でも、そういう
ところが愛らしい
楽観的に
なる
ネガティブな考えが
浮かんだら…
自分を励ます
言葉をかける

3週間の実験が終わったところで測定を行うと、**自分にやさしくする条件では、自分を愛せるようになり、性格も楽観的になり、そんなに悩まなくなる**という好ましい変化が見られました。

自分にやさしくすることは、効果的であることが確かめられたといってよいでしょう。

ですから、そんなに自分自身に腹を立ててはいけません。

他の人となら、付き合いをやめることができますが、自分自身とは一生付き合っていかなければならないのですから。

自分自身にこそ、本当はやさしくしてあげるべきなのです。

「オレは本当にダメなやつだ」「私はいつも失敗ばかり」と**自分に対して批判のような思考が浮かんでしまったら、「でも、そういうところが愛らしい」というように、必ずポジティブな言葉も自分自身にかけてあげてください。**

たとえ仕事がうまくいかなくとも、「大丈夫、次はうまくいく！」「もっと自信を持って！」と自分を励ましたり、勇気づけるような言葉をかけたりすることが大切です。

そうやって自分を受け入れて、愛せるようになると、少々のことではメンタルがへこんだりしなくなりますから。

自分を好きになってみる

ナルシストな人は、あまりストレスを感じません。イヤな出来事があっても、少しも動じないのです。仕事で失敗しても、「だからどうしたの？」と涼しい顔をしているのが普通です。

「自分が大好き」「自分を誇りに思う」という人は、あまりストレスを感じません。

コロンビア大学のスマティ・グプタは、自分を誇りに思うなど、自己評価がものすごく高い人ほど、その後の4年間で、両親の離婚があっても、事故やケガに遭っても、強盗に遭うというトラウマ的な出来事に巻き込まれても、不安やうつを感じにくいという調査結果を発表しています。

というわけで、ささいなことですぐに悩んだりする人は、もっとナルシストになる

自分を好きになるとストレスは減る

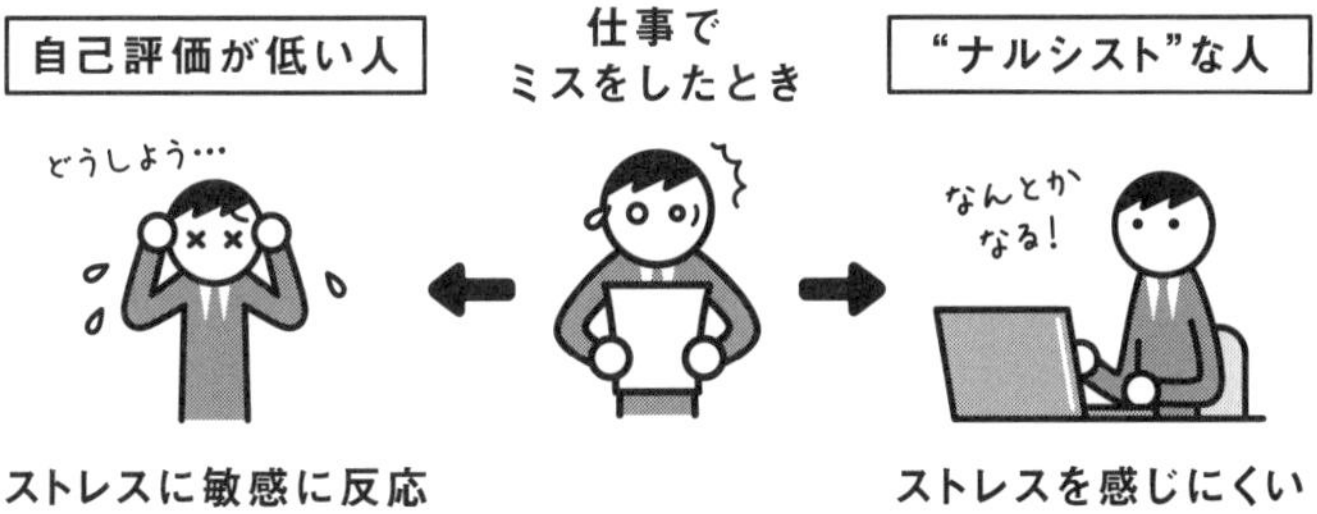
自己評価が低い人
仕事で
ミスをしたとき
"ナルシスト"な人
どうしよう…
なんとか
なる!
ストレスに敏感に反応
ストレスを感じにくい

べきなのです。**自分を評価するときには、できるだけ高い得点をつけてください。**

「私は、とびきりの美形ではないけれども、けっこう魅力的」

「仕事でミスをすることはあっても、職場で一番の人気者」

「学歴は高くないけど、スポーツは得意」

こんな感じで、自分の何を評価するときにでも、〝少なくとも平均以上〟という考え方をしてみてください。**少しずつでも自分を好きになることができれば、ストレスなど感じなくなりますから。**

自己評価なのですから、自分にどれだけ甘い得点をつけてもかまいません。それによって、だれかに迷惑をかけるということもないからです。

あくまで自己評価なのですから、いくらでも得点を水増ししてあげてください。

世の中には、そんなにイケメンでも美人でもないのに、自分の外見に自信を持っている人がいますよね。

そういう人に出会うと、私たちは「勘違いしているな」と悪くとらえてしまうことが多いですが、むしろ「自分も見習わなきゃいけないな」と思うべきなのです。

なぜなら、そういう人になれれば、ストレスも感じなくなるからです。

インターネットで、「自己愛尺度」「ナルシスト・テスト」などと検索してみると、いくつかの心理テストを見つけることができるでしょうから、そういうテストを一度受けてみましょう。

もしナルシスト度が低いようなら、ストレスに敏感に反応してしまうタイプだとわかりますので、そういう人はもっとナルシストになろうとしてみてくださいね。

ちょっと「いいかげん」になってみる

ストレスを感じやすい人には、共通してみられる特徴があります。

それは、「頭がよすぎる」こと。頭がよすぎて、将来のことをあれこれと考えすぎるので、心が苦しくなってしまうのです。

カナダのオンタリオ州にあるレイクヘッド大学のアレクサンダー・ペニーは、126名の大学生に、全般性不安障害テスト、心配性テスト、知能テストの3つのテストを受けてもらいました。

その結果、とてもおもしろいことがわかりました。

不安を感じやすく、いつでもクヨクヨ心配ばかりしているような人は、同時に頭のよい人（知能が高い人）でもあったのです。

一般に、頭がいいことは好ましいことだと考えられているのですが、頭がいいことにもちゃんとデメリットがあるのです。いいことばかりというわけにはいかないようですね。

頭がいい人は、頭がいいだけに、ほんの小さな問題でも気になります。確率的にいえばほとんど起きないようなことでさえ、「もし起きたら……」と考えてしまうので、それが気になってしかたがないのです。

というわけで、解決策はひとつしかありません。

そう、もっとおバカさんになるのです（笑）。

性格的に、少しだけちゃらんぽらんになり、細かいことは気にしないようにするのです。１００回中5回以下しか起きないようなことにおびえるのをやめ、それはもうほとんど起きないと割り切って、考えないようにするのです。

小さなことや、あまりに遠い未来のことなどは、考えなくともよいのではないでしょうか。

本当かどうかはわかりませんが、昔の江戸っ子は明日のことさえ考えずにお金を使っていた、といいます。「宵越《よいご》しの金は持たない」というやつです。

老後のことや、貯金のことなどを一切考えないという点では、まことにおバカさんだと思いますが、先のことなど考えず、ただその日その日を生きていく、というメンタリティでいたほうが精神的には健康でいられるのかもしれません。

現代人は、頭がよくなりすぎてしまって、かなり先のことまで心配しているように思えます。まだ10代の若者が、老後の心配をするのはさすがにやりすぎでしょう。もうちょっといいかげんになってもよいのではないかな、と私は思います。

心配性は「優秀」な証

どうでもいいことにおびえている自分がイヤなのであれば、**「心配性」というラベルで自分のことを評価するのではなく、「優秀」というラベルで自分のことを見る**ようにしてみてください。

前の項目でお話ししたとおり、心配性な人は、頭がいい人でもあるわけですから。

どうせなら「心配性」というネガティブな方向ではなく、「頭がいい人」というポジティブな方向で自己評価しましょう。そのほうが心配性である自分のことを拒絶するのではなく、喜んで受け入れることができます。

よくある自己啓発本を読むと、「悲観的になってはいけません」「もっと楽観的になりましょう」などとアドバイスされていますが、悲観的な人や心配性な人は、なかなかそんなふうに思えないものです。

「心配性な人」は「優秀な人」

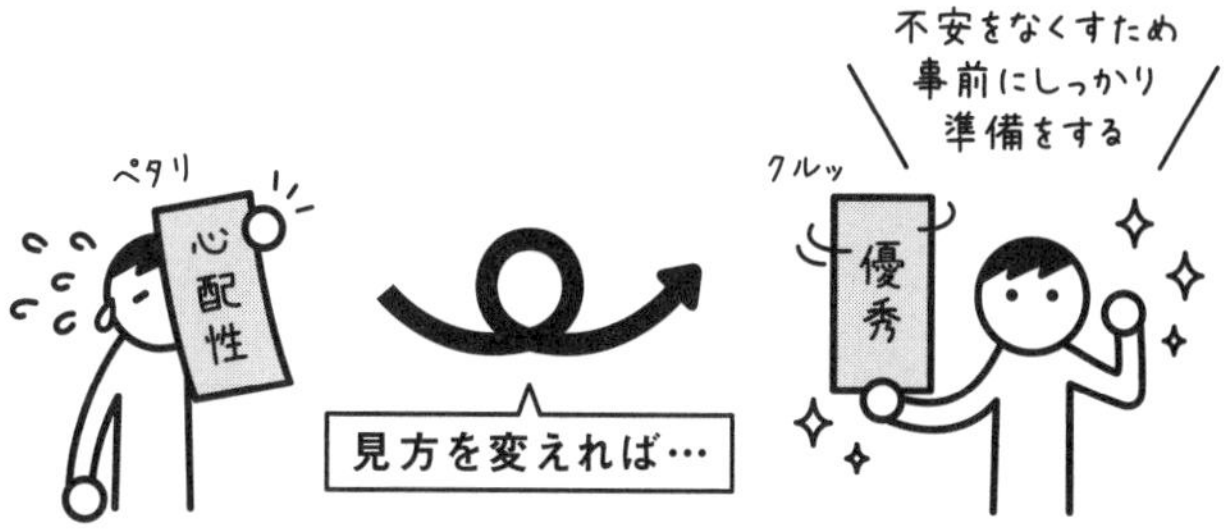
不安をなくすため
事前にしっかり
準備をする
ペタリ
心配性
見方を変えれば…
クルッ
優秀

楽観的になろうとしても、そんなにうまくいかないに決まっていますから、心配性な自分をそのまま受け入れてあげたほうがいいのです。

そのためには、**心配性な自分を別の枠組みで、すなわち「知的な人」「頭のいい人」という枠組みでとらえるようにしてみましょう。**

アメリカ・カトリック大学のフーリー・シディックは、ロースクールに通っている大学生184名（男性91名、女性93名）に対して、心配性かどうかを測定する一方で、最終試験の成績との関連性を調べてみました。

すると、心配性の得点が高い人ほど、最終試験で素晴らしい成績をとれることが判明しました。

やはり、心配性な人のほうが優秀なのです。

心配性な人ほど、将来を不安に感じやすいので、その不安を避けるためにしっかりと事前準備をします。

「私は人の2倍は勉強をしないと、単位がとれないぞ」

「私は物覚えが悪いのだから、予習と復習は絶対にやらないとダメだ」

心配性な人は、こんな感じで準備に余念がありませんから、フタをあけてみると非常によい成績がとれるわけです。

心配性であることは、一般にネガティブに考えられていますが、**将来を不安に感じて、その不安をなくすために積極的に準備をするタイプでもあるという点では、決して悪い性格でもありません。**

そんなわけで、もし読者のみなさんが心配性で悩んでいるのだとしたら、心配性にもよい点があるということ、特に知的で優秀だということに目を向けてみてください。

そうすれば、心配性である自分のことを誇らしく受け入れることができるようになるでしょう。

気を取り直して、「さあ、次!」と考える

たとえば、大好きな人とお別れしなければならないとき、それは私たちにとって大きな心の傷をもたらします。

けれども、いつまでもウジウジしていてはいけません。

できるだけ早く、新しい恋人や好きな人を見つけましょう。終わってしまったことをいつまでも思いわずらうより、新しい出会いに胸をときめかせるのです。

ニューヨーク市立大学クイーンズ校のクローディア・ブラムバウは、恋人と破局を迎えてもすぐに新しい人とお付き合いを始めた77名の人を対象に、その特徴を調査しています。彼らは元恋人と別れてから平均約2か月で新しい恋人ができた人たちでした。

ブラムバウが調べたところ、すぐに新しい恋人ができた人には、次のような特徴が

ありました。
①自分のことを魅力的だと思っている
②元恋人がヨリを戻そうと言ってきても、その気はまったくない
③元恋人と連絡をとったり、会ったりしない

終わったことは終わったこととして、きっぱりと心に区切りをつけているのです。
こういう心構えでいる人ほど、新しい恋人もすぐに見つかるようです。
また、ブラムバウは、こういう人ほど**心理的な健康度も高い**ことを明らかにしました。

ブラムバウによると、新しい出会いを求めることは、非常に有益なことであるそうです。新しい出会いがあると、辛くて、苦しい過去の思い出に上書きがなされるので、悩みがいっぺんに吹き飛ぶのですね。

恋人と別れることになったとしても、自分を責めるのはやめましょう。「私がこん

な性格だから、捨てられたのだ」などと考えてはいけません。別れた理由も考える必要はありません。たまたまそういう運命の縁だったのだと思ってください。

大切なのは、「さあ、次！」という思考をとること。昔の恋人のことなどどうでもいいので、さっさと新しい人を見つけましょう。

そのためには、自分はとても魅力的なのだと思うことです。自分は魅力的なので、すぐに新しい恋人ができる、と信じてください。

いつまでも未練たらしくするのはやめましょう。元恋人を思い出させるような写真や、もらったプレゼントなどはすべて処分。さらにスマホの中にある元恋人の画像などもすべて消去。ついでに連絡先も消去して、こちらからは絶対に連絡がとれないようにしてしまいましょう。

そのほうが心もさっぱりし、安心して新しい人を探すことができます。

自尊心はそのうち高まると考える

自分が嫌いであるとか、自分に自信が持てないという人がいますよね。そういう人は、一生、自尊心が低いままで生きていかなければならないのでしょうか。

いえいえ、まったくそんなことはありません。

自尊心の高さは時間の経過とともにどんどん変わるので、「私だって、そのうち変わるだろう」と安心してくださって大丈夫です。

ほんのささいなきっかけで、自尊心は変化するのです。それこそ、ちょっとお客さまから感謝の言葉をもらったとか、重役から一言だけホメられたということで、自尊心はグンと高まったりすることがあるのです。

ロンドン大学のバーニス・アンドリューズは、7年間にわたって、32歳から56歳の

102名の女性の自尊心の変化を追跡調査してみました。

すると、調査開始時点で、自尊心が低く抑うつ的とされた79％の女性のうち、7年後にもそのままだった人はわずかに4％。残りの96％は抑うつでもなんでもなくなっていたのです。

人生のさまざまな出来事で、私たちの自尊心はコロコロ変わるのです。ずっとそのまま、という人はほとんどいません。それこそ96％（これはほぼ全員）の人はそのうちに自尊心が高くなりますので、心配はいらないわけです。

自分の性格がずっとそのままだと考えると、気分も滅入ってしまいますが、現実にはそういうことはほとんど起きません。こういう事実を知っておくだけでも、ずいぶんと心がラクになるのではないでしょうか。

スポーツ選手は、いきなり不調になってしまうことがありますよね。いわゆるスランプというやつです。

スランプに陥ったとき、慌てて何かをしようと思うと、余計にスランプが長引いてしまいます。こういうときには、「もう仕方がない」と割り切って、自然に放っておくと、かえってスランプから早く脱出できるといいます。

自尊心もそうで、自尊心が低いからといって、パニックになる必要はありません。しばらく放っておけばいいのです。何もせずに放っておくだけでも、自尊心は元通りになったり、以前よりも高くなったりしますので、それを待てばいいのです。

落ち込みそうになったときには、「そのうち自尊心もアップするから大丈夫」と自分に言い聞かせましょう。

実際、その通りになると思いますから、その日を楽しみに待っていればいいのです。

「引っこみ思案」であることを公言する

内気で悩んでいる、という方もいるのではないでしょうか。

性格的に引っ込み思案で、自分から積極的に声をかけたり、友だちを作ったりできないと、悩む人がいます。

けれども、内気であることは病気でも何でもありません。この点はきちんと理解しておくべきです。

内気とよく似たものに、「社交不安障害」というものがあります。かつては「対人恐怖」とか「赤面恐怖症」と呼ばれていたものです。

社交不安障害は、内気と同じようなものだと考えられていますが、まったく違います。

ピッツバーグ大学のサミュエル・ターナーは、内気と社交不安障害を一緒に考えないほうがよいとアドバイスしています。
内気な人は、初めて会う人には不安や気おくれを感じますが、何回か顔を合わせていれば、そのうち不安も和らいでいきます。ところが社交不安障害のほうは、人と親しくなるにつれて不安が高まる、という大きな違いがあるのです。この違いはとても重要です。

人見知りをし、初めての人とうまく話せないからといって、内気であることを心配する必要はありません。少しくらい内気であるのは、だれでもそうなのです。ですから、「内気」のほうは、精神疾患とはみなされていないのです。

たとえば、初対面の人と、なかなか打ち解けられないとしましょう。
ですが、そんなことで悩む必要はありません。だれだって、初対面の人といきなり仲良くなれるわけではありませんから。

上手に話せないからといって、落ち込む必要もありません。だれだって初対面の人とはうまく話せないのが普通です。

初対面でも、立て板に水のような話ができるという人も広い世の中には探せばいると思いますが、そんな人を目指す必要もないでしょう。**初対面で気おくれしたり、はにかんだりしてしまうからといって気にしないほうがいいのです。**

内気な人は、**自分から「私は内気なので、あまりうまく話せません」と最初に相手に伝えてしまう**といいですよ。

正直に自分が内気であることを伝えてしまったほうが、相手に好印象を持ってもらえます。相手のほうも、初対面のあなたには緊張や不安を持っているはずですから、「私だって内気ですよ」と答えてくれるのではないかと思います。

くり返しますが、内気であることは、精神疾患でも何でもなく、ありきたりな現象にすぎませんので、悩む必要もないということを覚えておいてください。

不安に思っていることを実際にやってみよう

不安に思っていることも、実際にやってみると、そんなに怖くもないことがわかることが少なくありません。

たとえば、手術を受けたことがない人は、手術を受けることに不安を感じるかもしれませんが、実際に手術を受けてみると「なんだ、たいしたことないな」と思うものです。

献血もそうですね。人生の中で一度も献血したことがない人は、血を抜かれるということにおびえてしまうかもしれませんが、試しに献血してみると、「なあんだ」と拍子抜けするくらいたいしたことはありません。

行動療法には「**暴露《ばくろ》療法**」と呼ばれる方法があります。

これは、**不安に思っていることをあえてやってみる**というテクニックです。実際にやってみると、そんなに怖くもないことが理解できますので、いろいろ試しているうちに不安が軽減していくのです。

オックスフォード大学のエイドリアン・ウェルズは、社交不安障害と診断された人に、暴露療法を受けてもらいました。

まず自分が不安に感じることのリストを書き出してもらい、それぞれについて不安の大きさを100点満点でつけてもらいました。

たとえば、次のようなイメージです。

・みんなの前で本を朗読する：10点
・混んだお店にひとりで入ってみる：25点
・知らない人に、「こんにちは」と言ってみる：70点
・知らない人を、「お茶でもどうですか？」と誘ってみる：100点

リストを書いたら、**不安の強さの小さいものからどんどん試していきます。**

不安に思うことをあえてやってみる

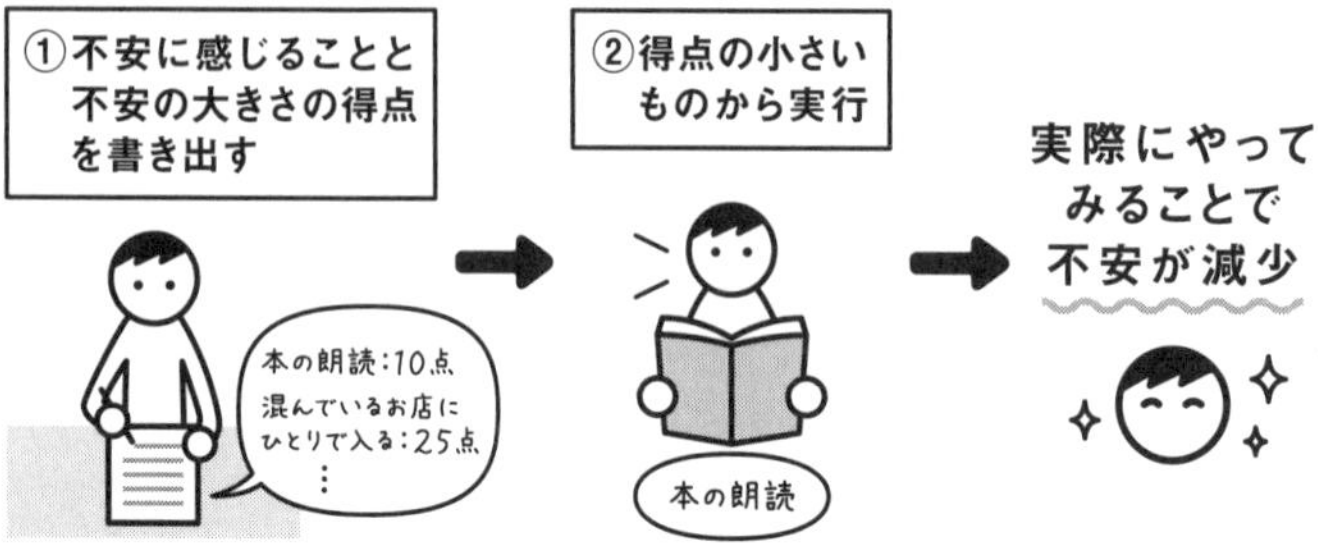
①不安に感じることと
不安の大きさの得点
を書き出す
本の朗読:10点
混んでいるお店に
ひとりで入る:25点
…
②得点の小さい
ものから実行
本の朗読
実際にやって
みることで
不安が減少

そして、実際に行動する前と後それぞれの、不安の大きさを測定すると、最初は70から80もあった不安が10から20にまで減少することをウェルズは明らかにしています。

不安に思っていることを、たいていの人は避けようとします。

たとえば、プレゼンをするのが苦手な人は、他の人に自分の発表を代わってもらったりして、自分がやらないように避けるのです。

ですが、**逃げまくっているだけでは、いつまでも不安は消えません。**

不安を消したいのであれば、清水の舞台から飛び降りる気持ちで、自分でやってみることです。

やってみれば、たいしたことがないことを実感できますし、不安も感じなくなっていきます。

といっても、いきなり不安度が100のようなことができるわけがありませんから、まずは不安度が5とか10くらいの、「なんとかできるかも?」というものにチャレンジしてみてください。

それをクリアできたら、次は20、30と少しずつ不安度の高いものにもチャレンジしていくのです。

自分で課題を決めて、できることから少しずつやっていけば、そのうち不安に思っていたこともやすやすとできるようになります。

時間があるときには、とりあえず外へ

動物園の大きさにもよるのですが、たいていの動物は自然の中で暮らしているときよりも狭い場所で暮らさなければなりません。そのためでしょうか、なんとなく元気がないように見えます。特に大型の動物になると、どうしても自由に動き回ることができませんので、なんだかかわいそうになってしまいます。

人間もそうで、ずっと狭い空間にいると拘禁反応（自由を拘束されたときに生じる精神障害の一種）のようなものが起きます。

そういうわけで、少しでも時間が空いたときには、とりあえず外に出てみましょう。屋外で過ごす時間が長くなるほど、心もゆったりしてきます。

フィンランドにあるタンペレ大学のカレヴィ・コーペラが、通信や、情報テクノロジー、ホテル、教育などの産業で働く527名を調べたところ、**屋外にいる時間が長**

屋外で過ごす時間を増やすコツ

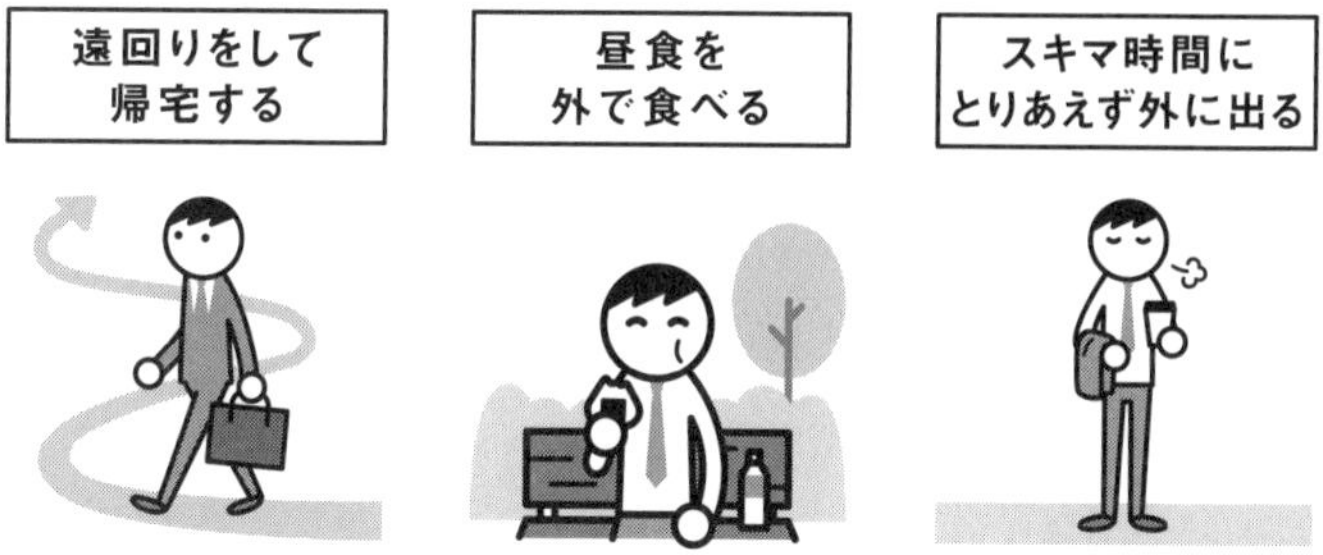
遠回りをして帰宅する
昼食を外で食べる
スキマ時間にとりあえず外に出る

いほど、リラックスできて、人生満足度も高くなる傾向があったそうです。

別に屋外で何かのアクティビティをしなくともいいのです。とりあえず外に出ているだけでもかまいません。それだけでも心が晴れやかになり、ストレスも軽減されますよ。

外仕事の人は、仕事として屋外にいる時間が長くなるわけですが、そのため内勤でずっと部屋に座りっぱなしの人に比べれば、ストレスは低くなります。外仕事は大変そうに思えますが、心の健康にはうってつけだともいえます。

屋外にいる時間は、ちょっとした心がけで増やすことができます。

まっすぐに自宅に戻るのではなく、少し遠回りをしながら帰るようにするとか、**ランチを食べるときには、とりあえず外に出てみる**とか、増やそうと思えばそれなりに屋外での時間も確保できるのではないかと思います。

屋外に出てその辺を散歩してみると、いろいろと新しい発見ができます。今まで知らなかったお店を見つけたり、小さな公園を見つけたり、何かしらおもしろい発見があるもの。そのように好奇心を満足させることも心の健康につながります。

ですから、お昼休みには、とりあえず外に出てみてください。オフィスが都市部にあって、あまり自然が見つからないとしても、屋内よりはずっと広々とした空間を楽しむことができますので、ストレスはかなり軽減されると思いますよ。

少しでもスキマ時間のようなものがあれば、外に出るチャンス。5分でも、10分でもかまいませんので、しばらく外でぼんやりしてみてください。

自分なりに、秘密の隠れ家的な場所を見つけてみるのもおもしろいですよ。ほとんど人通りもなくて、落ち着いた場所を見つけたら、そこを自分の緊急避難の場所にしておくのです。

ニュースを見ない

小麦アレルギーの人は、小麦を口にしないよう気をつけているはずです。小麦に限らずどのアレルギーもそうですが、できるだけアレルギーを引き起こす物質（アレルゲン）を避けるのが賢明です。

このやり方は、ストレスにも応用できます。

「ストレッサー」（ストレスを引き起こす原因）からは、なるべく距離をとって近寄らないようにしておけばいいのです。ストレッサーにはそもそも接触しない、あるいは接触する頻度をできるだけ減らすようにしておけばストレスも感じません。当たり前の話です。

たとえば、テレビのニュース。

テレビのニュースを見ていると、なんだかイライラしてきませんか。あるいは悲しい気持ちになったりしませんか。

「そんなふうに感じることはない」という人はニュースを見てもいいと思いますが、**ニュースを見ているとネガティブな気分になってしまうという人は、ニュースがストレスを引き起こすストレッサーになっている**のです。

そういう人は、アレルギーを持った人がアレルゲンを避けるのと同じように、ニュースを見ないようにするだけで、相当にストレスを軽減することができます。

コロンビア大学のジェニファー・エイハーンは、電話帳からランダムに電話をかけ、2001年9月11日にアメリカで起きたテロ事件の後の1週間にどれくらいテレビのニュースを見たのかを尋ねました。

ニュースでは、建物の崩落、逃げ惑う人々、ビルから飛び降りる人など、衝撃的な映像がくり返し流されました。

そういう映像を見た回数の多さが上位3分の1の人は、あまりニュースを見なかったという下位3分の1に入る人に比べて、心的外傷後ストレス障害（PTSD）にな

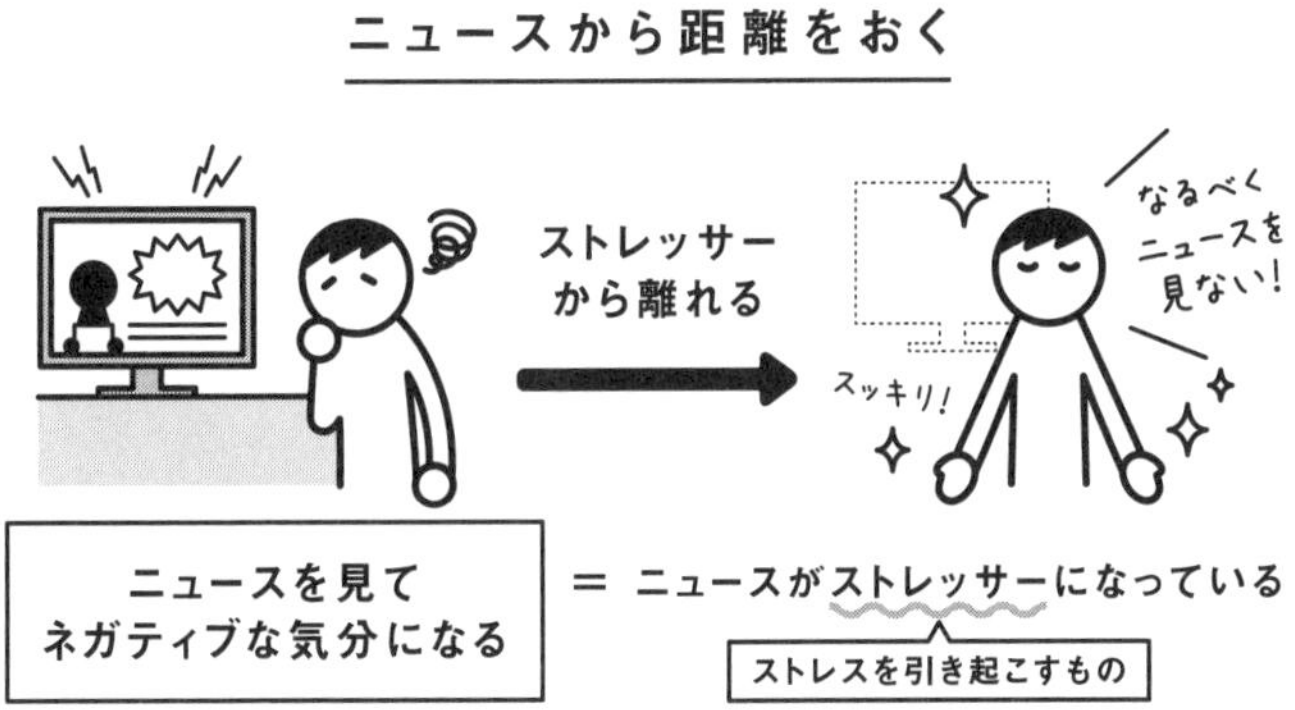
ニュースから距離をおく
ストレッサーから離れる
なるべくニュースを見ない!
スッキリ!
ニュースを見てネガティブな気分になる
= ニュースがストレッサーになっている
ストレスを引き起こすもの

る確率が2・32倍も高くなることがわかりました。

ネガティブな気持ちになってしまう映像を見ていたら、それがストレスを引き起こすに決まっています。

ですから、そういう映像を流すニュースにはそもそも接しないようにしたほうがいいのです。

テレビをはじめとするメディア各社は、視聴率を上げるために、とても衝撃的で、センセーショナルな映像をふんだんにちりばめた番組を作ろうとするものです。視聴率を上げるためには、しかたがないのかもしれませんが。

そういう映像を見ても、心が少しも動かないという人なら別ですが、**ほとんどの人にとって衝撃**

的な映像はストレッサーになりますので、本当は避けたほうがいいのです。

「社会人になったら、新聞くらい読まないとダメ」とか「ニュースは毎日見ないとダメ」とはよくいわれるものの、ニュースや新聞を見なくともまったく問題はありません。

かくいう私も、テレビのニュースは見ませんし、新聞も読みません。ストレッサーになることがわかっているから、そういうものは目にしないようにしているのです。

イヤな出来事を一度経験すると、次からはあまりへこまなくなる

私たちの心は、いったんトラウマ的な出来事を経験しておけば、2度目はそんなに気にならなくなります。すでに「経験ずみ」ということになれば、初回のときのような心理的動揺はなくなるのです。

サザン・カリフォルニア大学のボブ・ナイトは、1994年に起きたノースリッジ地震（アメリカ史上、最大規模の地震）に巻き込まれた30歳から102歳までの166名に協力してもらい、彼らのストレス反応を調べてみました。

その結果、お年寄りほど、うつなどのストレス反応が弱いことが判明したのです。

なぜ、お年寄りのほうが地震後のストレスが小さかったのでしょうか。

ナイトがさらに調べたところ、年配者は人生の中で他にも大きな地震を何度か経験

しているからであることがわかりました。
大きな地震はたしかに怖くはあるものの、何度かそれなりの大きさの地震を経験しておけば、それほどには心理的ダメージを受けなくなるのです。

もしトラウマを感じるような出来事があったとしても、落ち込んではいけません。むしろ「ラッキーだった」と思ったほうがいいですよ。

なぜかというと、**一度でもトラウマ的な出来事を経験しておけば、少なくとも将来的には、同じような出来事に巻き込まれてもトラウマを感じなくなる**からです。

たとえば、離婚をすることは苦しい出来事ではあるかもしれませんが、1回離婚を経験しておけば、「そんなにたいしたことでもない」ということを学びとることができますから、もし次の結婚がうまくいかなかったとしても、2度目の離婚にトラウマを感じることは少なくなるでしょう。

若いときには、とにかくいろんなことをやってみて、トラウマを感じるようなことでも大歓迎して受け入れましょう。

苦々しい経験であっても、そういう経験をしておいたほうが、メンタルも強化されますし、少しくらいのことでは気分がへこんだりしなくなります。

メンタルが弱い人は、いろいろなことにチャレンジしない人です。

チャレンジをしなければ、失敗することもありませんが、経験を積むこともできません。

たとえ失敗しても、自分にとっては有益な経験になりますから、どんどん新しいことにチャレンジしてみることです。

第6章

いつでも自分らしくあるために

仕事の量をセーブする

自分でもこなしきれないほどの仕事を抱えるのはやめましょう。心が壊れそうになるほど、大量の仕事を抱え込んではいけません。スケジュールがキツキツな人は要注意です。

時折、スケジュールに空きがあるのがイヤで、空いている時間を見つけると次から次へと仕事を入れてしまう人もいますが、相当にストレスが溜まっていることを自覚したほうがいいですよ。

コネチカット大学のジュディス・フィフィールドは、関節リウマチの症状がある27名に、20日間、仕事の記録と、リウマチの症状の記録をとってもらいました。

その結果、リウマチの症状がひどくなるのは、仕事のストレスの高い日であることが判明しました。

仕事量をセーブする

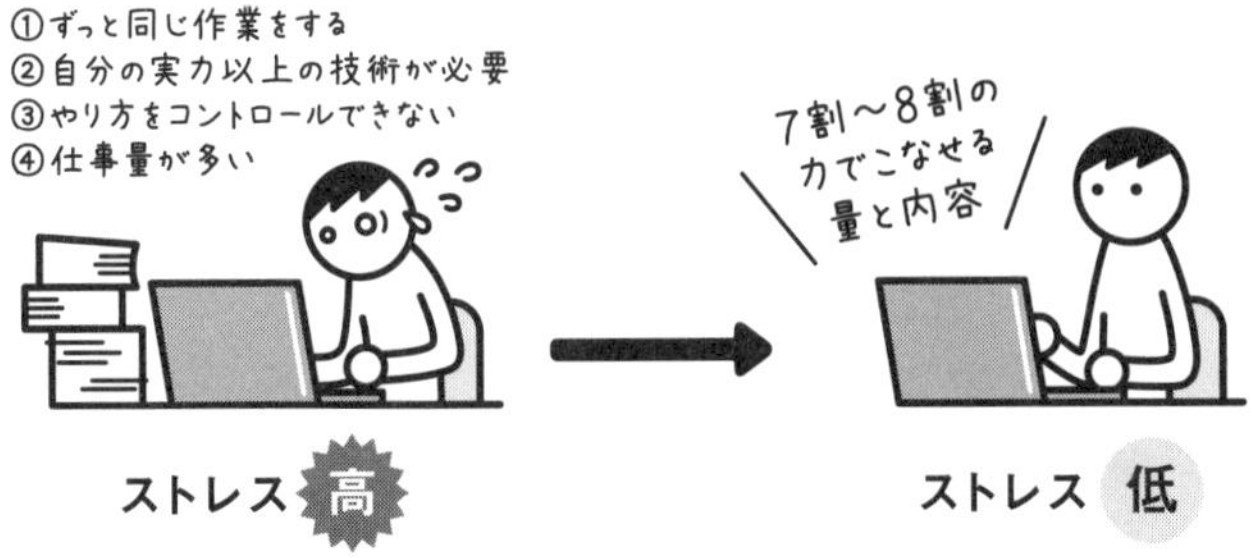
①ずっと同じ作業をする
②自分の実力以上の技術が必要
③やり方をコントロールできない
④仕事量が多い
7割〜8割の力でこなせる量と内容
ストレス 高
ストレス 低

ちなみに、**仕事のストレスの高い日というのは、**

①同じことをいつまでもしなければいけない
②自分の実力以上の技術が求められる
③自分でやり方をコントロールできない
④単純に仕事量が多い

という日のことです。

自分でもこなしきれないほどの仕事を抱えてはいけません。

人間なのですから、いつでも100%の力を出さないとこなせない仕事を続けるのはムリです。

できれば**7割か8割くらいの力でも十分にこなせるくらいの仕事をスケジューリングしていく**のがポイントです。

お医者さんにうつ病と診断された人は、まず仕事の量をセーブするように言われます。**仕事の量をセーブするだけで、かなりのストレスが緩和されるから**です。

というわけで、うつ病の予備軍だと感じている人は、うつ病になる前に、仕事の量をセーブすることをおすすめします。

「自分ではセーブしたいのですが、上からどんどん仕事を与えられてしまうのです……」と悩んでいる人もいるでしょうね。そういう場合にはどうすればいいのでしょうか。

簡単な話で、やらないようにするのです。

指示されても、そのまま放っておくのです。上司の指示だからと、すべてに応じようとしなくてもかまいません。

中には、やらなくてもたいしたことにならないものがけっこう混じっているものなので、そういうものを見極めてやらないようにするだけで、仕事の量はかなり減らせます。

少し前の本になりますが、高橋伸夫さんの『できる社員は「やり過ごす」』（日経ビジネス人文庫）という本があります。

高橋さんによると、できる社員は上司に命じられたことに素直に100％従っているのかというと、まったくそんなことはなく、**むしろできる社員のほうが、上司の無理難題は放ったらかしにしてうまいことやり過ごしている**そうなのです。

上からの指示とはいえ、すべてに応じる必要はありません。大切なものと、そうでないものを見極めれば、仕事の量をセーブすることができますから。

決まったリズムで生活する

みなさんは、だいたい毎日同じリズムで、規則正しく生活しているでしょうか。朝起きる時間、仕事を終える時間、入浴の時間、就寝の時間などが、ほぼほぼいつも決まっているでしょうか。

もし決まっているのなら、その生活をこれからもつづけてください。

なぜかというと、**決まったリズムで生活を送っている人のほうがメンタルも強いままでいられる**からです。

アメリカにあるテンプル大学のルイーザ・シルビアは、101名の躁《そう》うつ病の患者と、100名の健康な大学生を、約4か月おきに3回調査してみました。

その結果、**生活リズムが毎日固定されている人ほど、気分が落ち込みにくい**ことが明らかにされました。

だいたい同じような生活を送ることは、自分のメンタルを守る必要条件。仕事の残業があったり、なかったり、眠る時間がバラバラだったりすると、それだけでうつ症状になりやすくなるので気をつけてください。

もうひとつ別の研究をご紹介しましょう。

モロッコにあるカサブランカ大学のナディア・カドリは、イスラム教徒でもある20名の躁うつ病患者について、それまでは20名ともリチウム剤による治療で症状が改善していたのに、ラマダンの月（イスラム教徒の断食の月）になると、45％の患者で症状がひどくなってしまうことを突き止めました。

なぜラマダンの月になると、症状が悪化したのでしょうか。

カドリによると、ラマダンの月には生活のリズムがひどく崩れるから、というのがその原因です。

ラマダンのときには、日の出から日没までの食事が禁止されたりと生活のリズムが大きく変わるのです。それによって、躁うつ病の症状がひどくなるのだろうとカドリは指摘しています。

生活リズムを一定に保つ

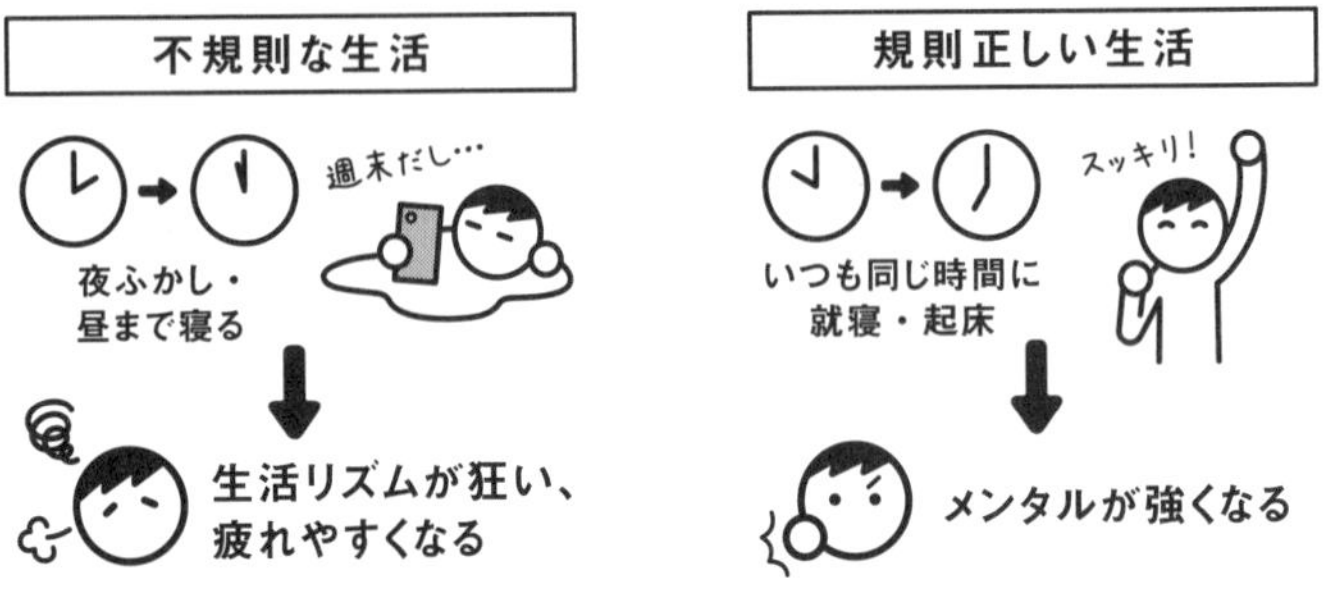

イスラム教徒の場合、ラマダンという重要な宗教的儀式のためにどうしても生活リズムが崩れてしまうわけですが、イスラム教徒でない人であれば、毎日同じ固定のリズムで生活するのは難しくないはず。

できるだけ生活のリズムを一定に保ってください。

ついでに言っておきますと、週末だからといって、はしゃぎすぎるのもダメです。夜ふかしをしたり、朝も起きずにお昼くらいまで寝ていたりするのはやめたほうがいいですよ。

週末だからといってハメをはずしていると、生活リズムがガタガタに狂ってしまい、翌日にひどく気落ちしたりしますからね。

いわゆる「**ブルーマンデー**」というやつで、週明けを憂うつに感じる状態です。眠くなったり、ひどく疲れやすくなったりするのです。

ですから、**週末だといっても、仕事はしなくともよいので、平日と同じ時間に起きて、だいたい同じ時間に食事をし、同じ時間に就寝するようにしてください。**そのほうが結局は、疲れずにすむのです。

先送りをやめる

やらなければならないことは、さっさと取り組んで、さっさと片づけてしまいましょう。グズグズしていても、よいことは何もありません。

郵便を出さなければならないなら、「明日でいいや」ではなく、すぐに出しに行きましょう。取引先に仕事上のことで電話をかける必要があるなら、今すぐ電話をかけてください。

「まあ、あとでやるか」と先延ばししてはいけません。とにかく、いつでもスピーディな行動を心がけることが重要です。

そんなに毎日、せかせかした生活を送っていたら、余計にストレスを抱え込んでしまうのではないか、と思う人がいるかもしれませんが、それは逆です。

ウィスコンシン大学のトッド・ジャクソンの調査によると、**ストレスを感じやすい**

のは、何でも先送りして、いつまでもグズグズしている人のほう。性格的に楽観的な人はというと、グズグズしないこともわかりました。

グズグズしているから、ストレスも溜まるのです。

「あとでやればいいか」という人は、その行動が終わるまで、ずっとやらなければならないことを忘れないようにしなければなりません。終わっていないことをいつまでも記憶しておかなければならないので、精神的に疲れて、ストレスも溜まるのです。

その点、何事もさっさと終わらせてしまう人は、もう終わったことについて考える必要はありません。すでに終わっているので、忘れても問題はないわけです。終わっていれば、心理的にもリラックスできます。

グズグズして、やりたくないことを先延ばしにすればするほど、「ああ、イヤだなあ……」という気持ちは、いつまでもダラダラと持続します。これが心の健康にとってマイナスにならないわけがありません。

やりたくないことでも、結局はやらなければならないのなら、さっさと片づけてし

先延ばしはストレスの原因

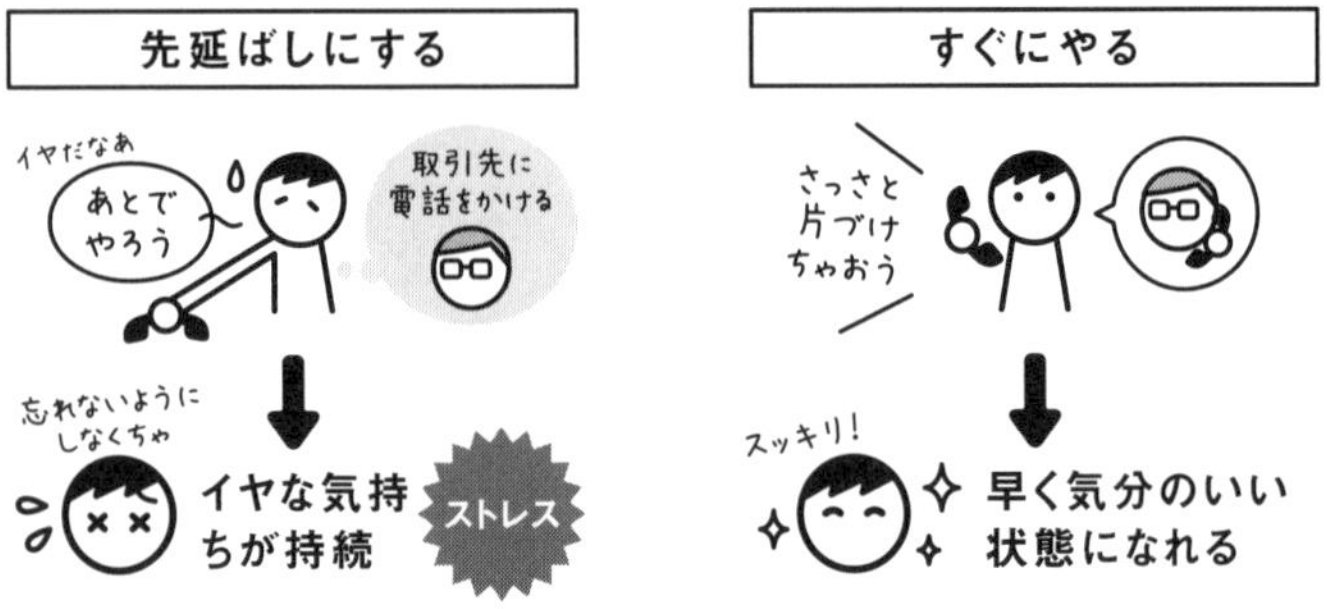
先延ばしにする
イヤだなあ
あとでやろう
取引先に電話をかける
忘れないようにしなくちゃ
イヤな気持ちが持続
ストレス
すぐにやる
さっさと片づけちゃおう
スッキリ!
早く気分のいい状態になれる

まうに限ります。

仕事もそうで、やりたくないことをさっさと片づけてしまったほうが、よほどスッキリします。たとえば、午前中にやりたくないことを終わらせることができれば、その日の午後は、ずっと気分がいいままの状態で仕事ができるではありませんか。

やりたくないことを先延ばしにすると、それを終えるまで、ずっと悶々とした気持ちを抱えていなければなりません。

ですから、イヤなことほど、真っ先に片づけてしまったほうがいいのです。

食事も同じように、嫌いなものは真っ先に食べてしまったほうがいいですね。そうすれば、後は自分の好きな料理しかありませんので、ゆっくりと味わいながら食事を楽しめます。

グズグズしてしまう人は、グズグズすることによってさらにストレスが高まるということをきちんと認識しておく必要があります。

いたずらにストレスを長引かせるよりも、短い時間でさっさと終わらせてしまったほうがよほど賢明だと思うのですが、いかがでしょうか。

とにかく「現在《いま》」に集中する

仕事をしていても、ついつい仕事以外のことを頭に思い浮かべてしまうことはありませんか。逆に、自宅でくつろいでテレビを見ているときに、明日の仕事のことなどを考えてしまうことはありませんか。

こういう人は、ストレスが溜まりやすいので気をつけましょう。

ストレスを感じにくい人は、何をやるにしても、一つのことだけに集中します。自分が今やっている目の前のことだけに集中し、他のことは考えません。

ハーバード大学のマシュー・キリングスワースは、2250名の人にお願いして、一日のランダムな時間に連絡をして、「今、していること以外のことを考えていますか?」という質問に答えてもらいました。

すると、46・9%の人は、「他のことを考えている」と答えたのです。どうも私たちは他のことに心が奪われやすいといえます。

しかもキリングスワースによると、**気がそぞろな人ほどハッピーな気分を感じにくい**、ということもわかりました。

「今、ここ」に集中することが幸福の秘訣。これが、キリングスワースの結論です。

何かをやっているときには、もう他のことを考えてはいけません。頭を空っぽにしてください。

朝食を食べるときには、食事に集中してください。歯を磨くときには、歯みがきだけに意識を向けるのです。シャワーを浴びるときには、水の粒が全身に降りかかってくる感覚だけに注意を向けましょう。お布団に入ったら、もう何も考えずに眠りにつきましょう。

こういう生活をするようにすると、少しずつですが、ストレスも感じにくくなってくると思います。

「今、ここ」に集中するのは、とても簡単そうに思えるかもしれませんが、やってみ

1つのことだけに集中する

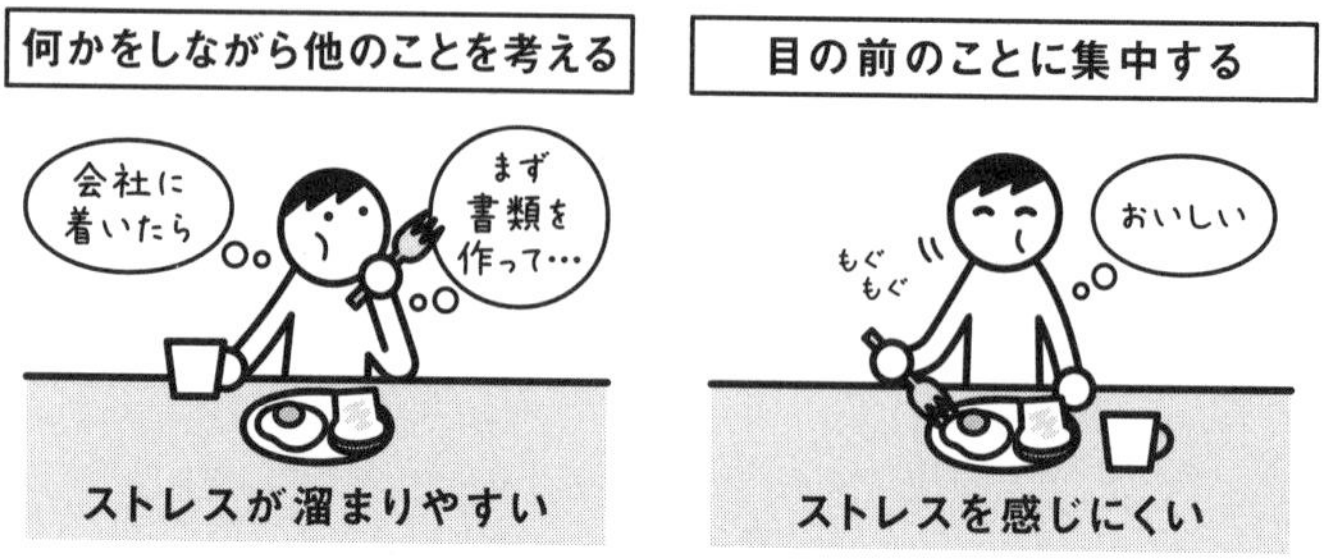

ると意外に難しいことがわかるでしょう。

私たちの心は、たえず浮ついていて、雑念でいっぱいです。

とはいえ、「今、ここ」に集中するトレーニングをしていると、他のことは頭に浮かびにくくなってくることも事実。

外を歩いているときに顔にふれてくる風ですとか、かすかな木々の匂いなどもそのうちにわかるようになってきますので、あきらめずにトレーニングをつづけてください。

最近流行りの「マインドフルネス」と呼ばれるトレーニングも、結局のところ、「今、ここ」に集中する方法に他なりませんので、ぜひご自身でやってみてください。

就寝前のスマホがNGな理由

「さて、そろそろ眠ろうかな」という30分から1時間前には、もうスマホを触るのをやめましょう。

タブレットで本を読むのもやめたほうがいいです。寝る前に本を読みたいのなら、紙の本で読みましょう。

ハーバード・メディカル・スクールのアン・マリー・チャンは、就寝前にスマホやタブレットなどの発光するものを見ると、見ない人に比べて眠気を感じにくくなり、それゆえ眠りにつくまでに長く時間がかかることを明らかにしました。

寝る前にスマホの明かりを見ると、メラトニンの分泌も減ってしまい、寝つきが悪くなるのです。ぐっすり眠ることができなくなり、翌日には注意力も落ちてしまうこともチャンは突き止めています。

就寝前はスマホを使わない

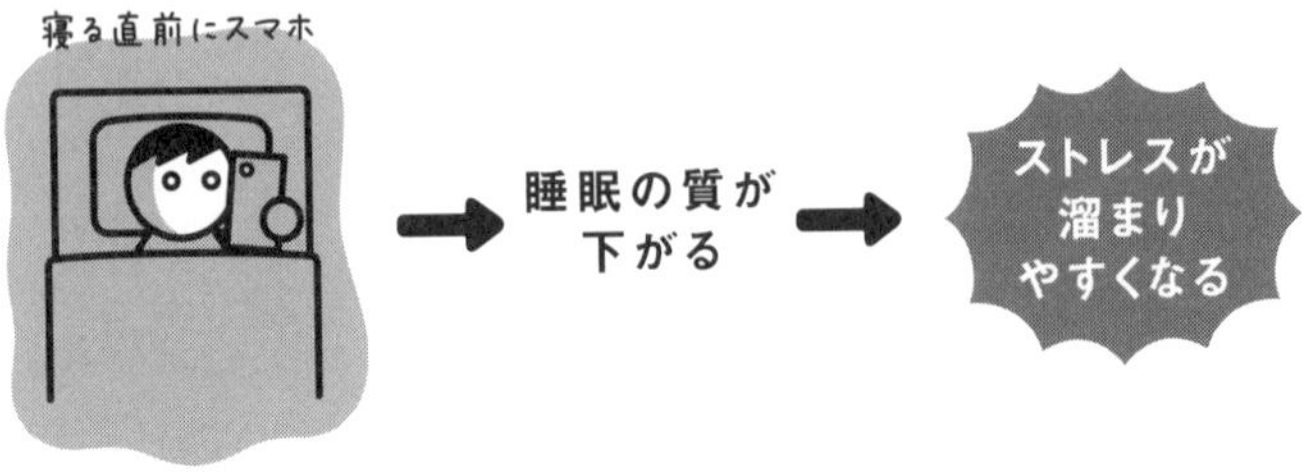
寝る直前にスマホ
睡眠の質が下がる
ストレスが溜まりやすくなる

「寝る前には、静かに本でも読もう」というのは、たしかに正しい方法なのですが、それはあくまで紙の本。タブレットや電子リーダーのようなものでの読書はおすすめできません。その端末が発するライトのせいで、逆に眠気が吹き飛んでしまうことになるので眠れなくなってしまいます。

眠りにつく何時間も前ならば、そういう電子リーダーのようなもので読書をしてもかまいませんが、本格的に眠ろうというときには、やめておいたほうが無難ですね。

寝る前にスマホをいじっていると、睡眠の質が悪くなります。

そして、**睡眠の質が悪くなるほど、ストレスも溜まりやすくなる**のです。

ニューヨーク州立大学ビンガムトン校のジャコブ・ノタは、**クヨクヨと心配したり、悩んだりすることと、睡眠時間の長さには密接な関係がある**ことを突き止めました。**睡眠時間が短い人ほど、悩みやすかった**のです。

睡眠時間をきちんと8時間とっている人と、6時間しかとれない人で比較すれば、心理的な健康度が高いのは、間違いなく8時間眠っている人のほうです。

世の中には、「3時間や4時間しか睡眠をとらなくとも平気」という人がいるかもしれませんが、ほとんどの人はそうではありません。

しっかりと眠ったほうが、身体の疲れも吹き飛びますし、心の疲れも同じように吹き飛びます。寝る前にスマホの画面の明かりを見ていると、どうしても眠りが浅くなってしまい、疲れも完全にはとれません。

きちんと寝ているのに、朝起きたときに「なんだかいまひとつ調子が元に戻らない」と感じるのなら、それは寝る前にスマホを見ていることが原因かもしれませんよ。

スポーツ観戦はほどほどに

読者のみなさんは、ひいき（推し）のスポーツチームやスポーツ選手がいるでしょうか。

あるいは、頻繁にスポーツ観戦に出かけたりしているでしょうか。

ファンは、応援しているチームが勝てば大喜びしますし、負けるとひどくがっかりするのではないかと思います。野球でも、サッカーでも、プロレスでもそうですよね。

推しのチームや選手が負けると、一気にテンションが下がってしまいます。

推しのチームが勝てれば幸せな気分になれるのでよいのですが、問題は負けたとき。

「推しのチームが負けても、そんなに気にしない」という人ならよいのでしょうが、なかなかそういうわけにはいきません。熱狂的なファンならなおさらです。

バーミンガム大学のダグラス・キャロルは、1998年のサッカーのワールドカップのイングランド戦の後に、急性心筋梗塞が増えるのかどうかを調べてみました。

その結果、1998年7月30日の宿敵のアルゼンチン戦において、PKで負けた当日と、その2日後までは、なんと急性心筋梗塞になる人の割合が、普段より25%から30%も増加してしまうことがわかったのです。

なぜ急性心筋梗塞の割合が増えるのでしょうか。

言うまでもなく、応援している自国の代表チームが負けたからです。自分の愛するチームが負けたことが、強烈なストレスになり、心臓に負担をかけたのです。

野球のナイター中継を楽しみにしている人は多いと思います。夏の暑い日に、ビールを飲みながら、推しのチームを応援することで、ストレスを発散している人はかなりいるのではないでしょうか。

もちろん、スポーツ観戦はしてもかまいませんが、仮に推しのチームが負けても、イライラしたりするのはやめましょう。急性心筋梗塞が起きてしまうかもしれませんから。

推しのチームや選手が負けたときには、「そういう日もあるよ」と軽く受け止めてください。

まるで自分が負けたときのように悔しがったりしていると、それが心臓に思わぬ負担をかけてしまいます。

特に、推しのチームと相手のチームが大接戦の試合のときには気をつけましょう。そういう試合のほうがファンは盛り上がると思うのですが、観戦中からずっと心臓はドキドキして、血圧も上がっていますから。そんな状況で推しのチームが負けたりしたら、一気に強烈なストレスが心臓にかかります。

スポーツ観戦で盛り上がるのも、ほどほどにしておかないと命にかかわりますので気をつけてくださいね。

性善説で生きてみる

世の中には悪人だらけ、という考え方を性悪説といいます。逆に、世の中にはいい人ばかりがあふれている、という考え方を性善説と呼びます。

どちらのほうが生きやすいかということになれば、性善説に軍配が上がります。

人を見れば悪人だと思っていたら、そりゃ疲れますよ。相手が何を言っても信じられませんし、だまされないように四六時中気を張り詰めていなければなりません。たとえ親切なことをしてもらっても、「何かウラがあるんじゃないか」と勘ぐっていたら、気が休まらないに決まっているではありませんか。

したがって、仮に人にイヤなことをされることはあったとしても、**基本的には性善説を信じていたほうがいい**のです。

それにまた、**もともと人は生まれつき思いやりがあって、他人に親切にしたいという気持ちを持っていることも科学的に明らかになっています。**

ドイツにあるマックス・プランク研究所のフェリックス・ワーネケンは、生後14か月の24名の赤ちゃん（男の子10名と、女の子14名）に、ある実験をしてみました。

赤ちゃんが相手ですので、そんなに複雑な実験でもありません。

実験者が、洗濯ばさみを下に落としてしまい、拾おうとしても手が届かないふりをしたとき、それを見た赤ちゃんが拾い上げるのを手伝ってくれるかどうかを観察してみたのです。

ワーネケンは、洗濯ばさみを落とすだけでなく、色鉛筆やボールなどを赤ちゃんが見ている前で落として、それを拾い上げてくれるのかも測定してみたのですが、24人中18人の赤ちゃんは、少なくとも1回は実験者を助けようとしてくれました。

困っている人を手助けしようという気持ちは、小さな赤ちゃんでも持っているのですよ。

「いい人ばかり」と思っていた方が生きやすい

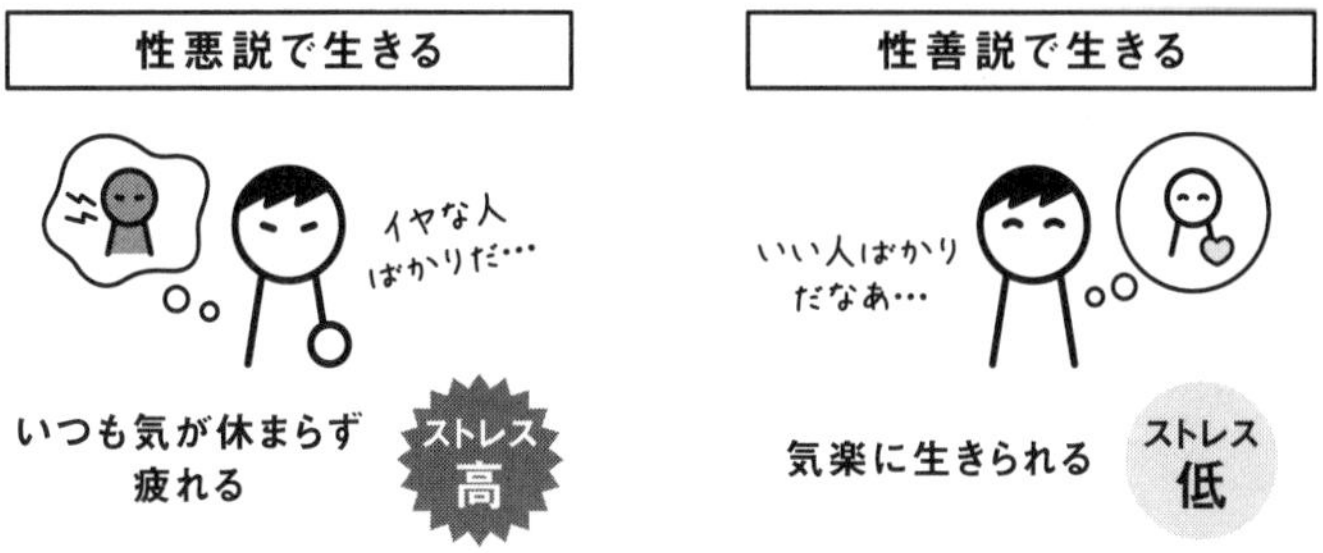

性悪説で生きる
イヤな人
ばかりだ…
いつも気が休まらず

だなあ…
気楽に生きられる
ストレス
低

もともと人はやさしい気持ちを持って生まれてくるのです。性善説は正しいのです。

この実験では、洗濯ばさみやボールを拾って、自分で遊び出してしまう赤ちゃんはほとんどいませんでした。必ず実験者のところに持ってきてくれたのです。

人間にはそういう善意が生まれつき備わっているのですから、人を疑ったりするのはやめたほうがいいですね。自分が疲れるだけです。

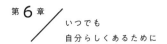

仮にお得意様から仕事のお断りの連絡をもらったとしても、何か思われているのではないか、などとそんなに気にしてはいけません。自分が悪かったからではないか、と悩む必要もありません。

ストレス
高
性善説で生きる

いろいろな事情があって、たまたま今回は仕事を断ってきただけかもしれないからです。そのうちまた折を見て仕事をさせてもらえませんか、と打診すればすむ話です。

性悪説を信じている人は、困ったときに人に頼ることもできません。「どうせ助けてくれないだろう」と思うので、助けてほしいと素直に言えないのです。

そういう生き方をしていたら、ストレスばかりが溜まってしまうので要注意です。

自分のためにも、性善説で生きてみてはいかがでしょうか。

動けるうちは、いつまでも働く

2013年の4月に「高年齢者雇用安定法」が改正され、希望者は原則65歳まで働くことができるようになりました。

「そんなにいつまでも働いていたくない」と思う人もいるでしょうが、身体が動くうちは、ずっと働いていたほうがいいですよ。

仕事をしていれば、生活にリズムが生まれます。そして、**生活にリズムがあればこそ、楽しく生きていける**のです。

フランスにあるボルドー大学のキャロル・デュフォイルは、約43万人の定年退職者を調査し、**働く年数が1年延びるごとに、認知症になるリスクが3・2%ずつ減少する**ことを突き止めました。

仕事をしていれば、それがよい刺激になって、ボケ予防にもなるのです。仕事をさせてもらえれば、少なからずお金ももらえますし、しかも心身ともに健康でいられるのですから、これは働かないともったいないですよ。

リタイアして、自分のやりたいことをしたいという人もいるでしょうが、旅行をするにしても、さすがに一年中、旅行に行くことはできませんし、たぶんそんなに旅行をしていたら飽きてしまいます。だからといって、自宅に引きこもっているだけでは、刺激もなく、退屈な毎日を送らなければなりません。

生活にリズムをつけるのに、うってつけなのが仕事。

きちんと毎日決まった時間に起きて、身づくろいもきちんとするようにしていると、気持ちも若いままでいられます。

しかも**職場にはいろいろな人がいて、そういう人とおしゃべりするのもストレス解消になります**。自宅では、そういうことはできません。

もちろん、ずっと同じようにはできないかもしれませんが、それでも週に2日なり、3日なり働くことはよいことです。正社員としては難しくても、アルバイトでもいいので働かせてもらうのがよいでしょう。

何の変化もない日常を送っていたら、気分も盛り上がりません。ゴールデンウィークや夏休みが楽しいのは、それがせいぜい数日だからです。

ずっと自宅にいるだけでは、本当に飽き飽きしてきます。仕事をしていれば、生活にメリハリが出るので、退屈せずにすむのです。

そのうち、また定年年齢が引き上げられ、70歳まで働くことができるようになるかもしれませんが、70歳までなどと言わず、動けるうちはいつまでも働いていたほうがいいと思います。

海のそばで暮らす

心理療法のひとつに、「**転地療法**」と呼ばれるものがあります。

激しい気分の落ち込みや、抑うつなどで悩んでいる人も、引っ越しをして気候の違うところで暮らしていると、さまざまなメンタルの病気がすっかり治ってしまうことがあるのです。居住地を変えるので「転地」という言葉がついているのですね。

さて、もしこれから引っ越しを考えているのだとしたら、なるべく海のそばがいいかもしれません。なぜかというと、**海のそばで暮らしている人のほうが心の病気になりにくい**ことが明らかにされているからです。

イギリス・デヴォン州にあるエクセター大学医学部のマシュー・ホワイトは、長期間のパネル調査によって、海のそばで暮らしている人のほうが、なぜか精神的に健康

海のそばでストレス解消

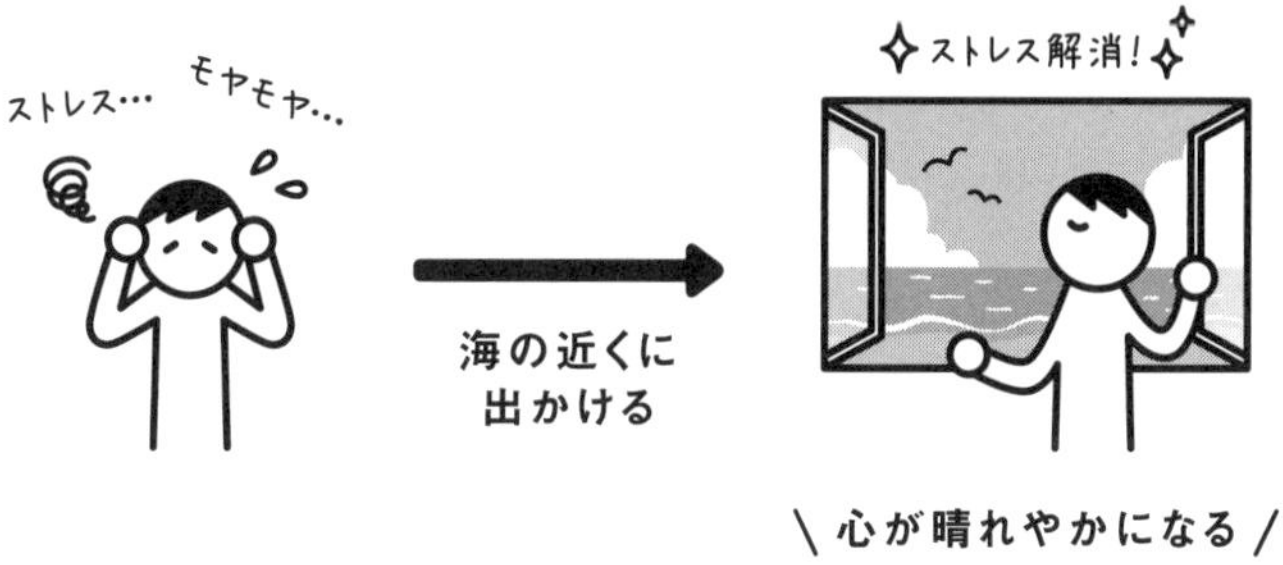
ストレス…
モヤモヤ…
海の近くに
出かける
ストレス解消！
心が晴れやかになる

で、悩みなどとは無縁であることが多いという事実を突き止めました。

そういえば、沖縄には長寿の人が多いと言われています。沖縄は、年間を通じて気候が暖かいとか、他にもいろいろな理由があるのでしょうが、海が近くにあるということが大きな理由になっているのかもしれません。海がそばにあるので、普通の暮らしをしているだけでも、ストレスが解消され、それによって長生きできるのではないでしょうか。

これから居住地を探すつもりの人は、「海のそば」ということも条件のひとつに加えてみるといいですね。身体的にも、精神的にも、健康でいられます。

残念ながら海がそばにないという人も、**海のそばに出かけていけば心が晴れやかになります**。旅行をするのなら海の近くを選ぶといいでしょう。ホテルを選ぶときにも、海のそばにあるようなロケーションがおすすめです。

そんなに頻繁には旅行に行けないかもしれませんが、心が落ち込んだり、やる気が出てこなくなったりしたときに、1年に何度か旅行に出向いて、思いきりストレス解消をしてください。

ありがたいことに日本は島国ですので、たとえ海のない場所に住んでいても、自動車で2、3時間も走れば、どこかしら最寄りの海に行けるのではないかと思います。日本人はその面ではとても恵まれています。

海に出かけるのが難しいのだとしたら、波の音のテープを流したり、あるいは海に関する動画などを観たりするだけでも、それなりにストレスは解消できるかもしれません。自分に効果がありそうだと思うものをいろいろと試してみてください。

自然豊かな場所で過ごす

海の話をしたので、山の話もしておきましょう。

海のそばに住んでいる人は、メンタルが健康でいられるという話をしました。では、山はダメなのかというと、そういうことでもありません。

山には、豊かな自然がありますし、都会から離れているので空気もおいしいですからね。その意味では、山のそばで暮らしても、海のそばで暮らしている人と同じくらい、ストレスを軽減できるのではないかと思われます。

山のそばでは、自然の浄化作用が働いて、大気汚染もあまりありません。そういう場所も、やはり私たちの心を癒してくれます。

イギリスにあるサセックス大学のジョージ・マッケロンは、約400名のロンドン市民に対して調査を行い、**住んでいる場所の大気汚染の度合いと、人生満足度には大きな関係がある**ことを明らかにしました。

マッケロンによると、**大気汚染の指標である二酸化窒素の年間平均濃度が10ug／m^3増えるたびに、人生満足度が11点満点の尺度で、0・5点ずつ減る**そうです。

山に行くと、風景がきれいだからでしょうか、それとも大気汚染がないからでしょうか、自然と心がウキウキしてくるものです。

山にキャンプに出かけると、まったく面識のない他のキャンパーたちともわりと気楽におしゃべりができます。山登りをしている人もそうで、お互いに自然に挨拶を交わしています。

お互いに幸せな気分で落ち着いた心になっているので、面識がなくとも警戒心を持たずに挨拶することができるのですね。

都会での生活に心身ともに疲れてしまい、田舎で暮らそうという人が増えているというお話を聞いたことがありますが、田舎暮らしは心理学的にいっても正解です。**自**

然が多いところのほうが空気もおいしいので、ストレスを感じにくいのです。

平日は都会で暮らしていても、週末には田舎に出かけるという人も少なくないと思いますが、それも正解です。

週末に自然の多いところでたっぷり息抜きをしておけば、「さあ、また明日から頑張ろう！」という意欲や活力が生まれます。

結局のところ、海でも、山でも、とにかく自然が豊かなところであればストレスを発散できますので、そういう場所にちょこちょこと出かける習慣を身につけておくといいですよ。

年をとってから田舎に住もうとお考えの人もいるでしょうが、年をとるのを待たずに、さっそく今週の週末からでも田舎に出かけてください。心身によいことは、遠慮せずにどんどんやったほうがいいに決まっています。

宗教心を持つ

日本人は、欧米人などと比べると宗教心が薄いといわれています。統計にもよるのですが、だいたい6割以上の日本人が自分を無宗教だと考えているそうです。

でも、神さまでも、仏さまでもかまわないのですが、宗教心は持っていたほうがよいかもしれません。「私は、神さまにちゃんと守られている」と信じることができると、ストレスも感じにくくなりますし、悩み事を抱えたりしなくなります。

ニューヨークにあるイエシーバー大学のエリザー・シュネイルは、9万人を超える女性を約8年間追跡調査し、教会に頻繁に出かけるとか、宗教的な儀式を欠かさずにやっているという人ほど、心に安らぎを感じて、すべての死亡リスクを減らせるという結果を得ました。**宗教心を持つことは、心の健康に役立つ**のです。

もともと宗教というものは、心の安寧を願って生まれたものですから、宗教心があ

宗教心を持つ

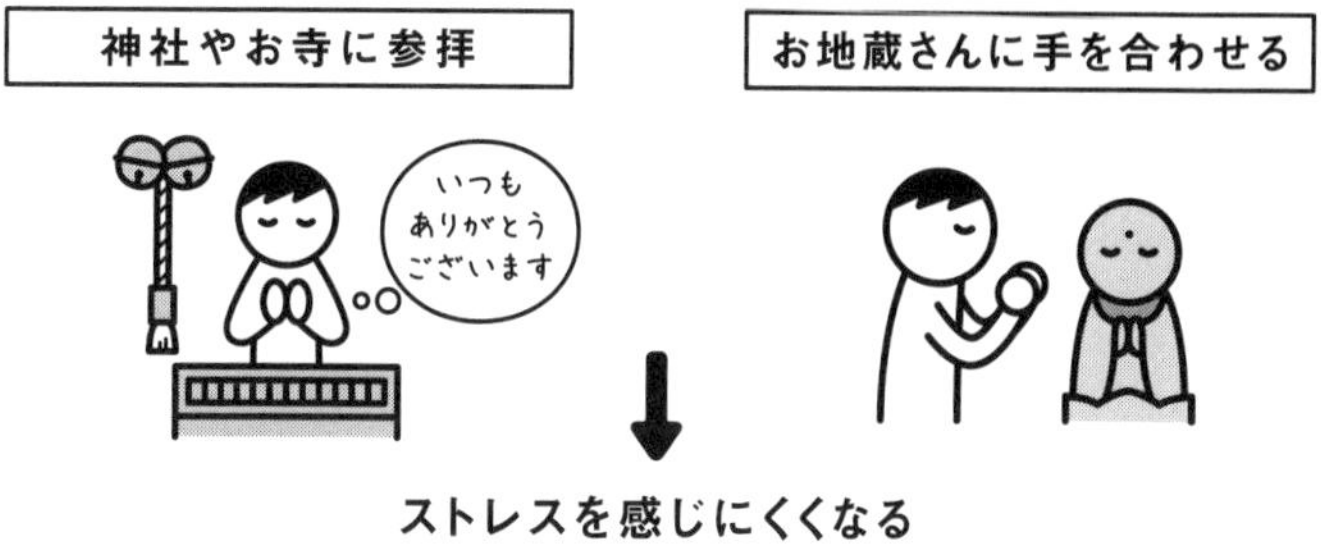
神社やお寺に参拝
お地蔵さんに手を合わせる
いつもありがとうございます
ストレスを感じにくくなる

る人ほど心に余裕を持てるのも、当たり前といえば当たり前です。

特定の宗教団体に入信しなくともかまいませんが、たとえば**神社やお寺を見つけたら、ぜひ参拝させてもらいましょう。街中で小さなお地蔵さんを見つけたら、手を合わせてみましょう。**

そういうことをちょこちょことやっていると、心がスッキリしてきて、ストレスも感じない体質になってきます。

『成功している人は、なぜ神社に行くのか？』（八木龍平著、サンマーク出版）という本もあるように、**神社によく行く人ほど宗教心が高く、ストレスも感じにくくなるので、仕事もうまく回るようになる**のです。

なお、神社でお参りをするときには、「私のことを助けてください」というような、いわゆる神頼みをしてはいけません。

「神さま、いつもありがとうございます」と感謝するだけにしましょう。虫のいいお願いばかりされても、神さまも困ってしまいますからね。


読者のみなさんも、おそらくはほとんどの方は無宗教で、神さまなど存在しないと思っているかもしれませんが、「神さまがどこかにいて、自分のことをいつでも見守ってくれているのだ」と思えば、心に迷いが入り込むこともなくなるわけですから、やはり神さまはいるのだと思っていたほうがいいかもしれません。

シュネイルが明らかにしたように、宗教心のある人は、心臓病やガンを始めとして、あらゆる病気の死亡率が減らせるので、神さまを信じることはそれだけでもご利益があるのです。

オウ体験をする

星空を見上げたり、大きな滝の前に立ったりすると、私たちは鳥肌が立つような感動を覚えます。そのような体験のことを「**オウ（Awe）体験**」と呼びます。日本語にすれば「畏敬体験」となります。

だれでも人生で何度かは、こういうオウ体験をしていると思うのですが、メンタルが弱っているように感じるときは、ぜひオウ体験をしてみてください。心が震えて感動するような体験をすると、気持ちも前向きになります。

スタンフォード大学のメラニー・ルッドは、実験への参加者を2つに分けて、片方には「エッフェル塔にのぼってパリの街並みを見下ろす」場面をイメージしてもらい、もう片方には「知らない塔にのぼって平凡な風景を眺める」場面をイメージしてもらいました。

前者のグループは畏敬体験を感じてもらう条件です。

それから、どちらのグループにも人生満足度を尋ねると、畏敬体験を感じてもらったグループのほうが人生満足度が高くなることがわかりました。

畏敬体験をすると、心が豊かになり、すべてのことに満足できるようになるのです。

鬱々とした気分がどうしてもつづいて悩んでいるというのなら、ぜひオウ体験をすることをおすすめします。

てっとり早いのが、**身近な場所で一番高いところに登る方法**。山の頂上ですとか、大きな建物の屋上で下の街を見下ろしたりすると、小さなことで悩んでいる自分がバカバカしく感じます。

大きな仏像であるとか、大きな教会であるとか、そういうものを見ることも、やはり心が震えます。時折でかまいませんので、そういうオウ体験をしてください。

どこかに出かけるのがちょっと面倒だなという人は、**空を見上げてください**。特に夜空がおすすめです。夜空を見上げていると、本当に自分がちっぽけな存在に感じて、

オウ(Awe)体験

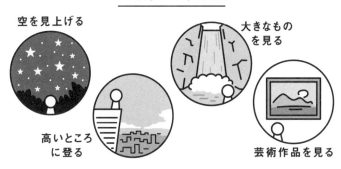

自分が宇宙に飲み込まれていくような、不思議な感覚を味わうことができます。

星の光というものは、何千年も、何万年もかけて地球にまで届くのですが、そういうことに思いをはせていると、自分の抱えている悩みや問題がものすごく小さなものに感じられるはずです。

また、オウ体験は、**絵画や芸術作品を見ること**でも感じることができます。偉大な作品は、見る人の心を動かしますので、美術館に出かけるのもよいでしょう。いいストレス解消になります。

ふだんは美術館などにはあまり行かないという人でも、たまには美術館めぐりもいいものです。だまされたと思って、一度足を運んでみてください。心がスッキリすることを体感できますから。

無心になれることを見つける

「私は、〇〇しさえすればすぐに心が晴れやかになる」
「僕は、〇〇するといっぺんに気分がスッキリする」
「私は、〇〇ですぐにハッピーになれる」

ストレスを溜めない人は、どうすれば自分の気分が高揚するのかを知っているもの。そういう方法を自分なりに決めておくからこそ、ストレスを溜めずに生活できるのです。

どんなことでもいいので、まずはどうすれば自分の気分を変えられるのかを自分なりに決めておきましょう。好きなことでかまいません。**これをやっている間は、何も考えずに無心に取り組める、というもの**がいいですね。

編み物でも、フットサルでも、皿洗いでも、部屋の掃除でも、スマホのアプリゲームでも何でもいいですよ。

ちなみに私は、爪切りをしていると頭が空っぽになるので、ムシャクシャしたときには爪切りをしています。もうひとつ私が無心になれることがあって、それは草むしり。庭の雑草を見つけて、引き抜いているときには、もう他に何も考えません。草むしりは私にとって、便利なストレス解消法なのです。それに雑草をとっていると、庭もキレイになるので、終わった後には爽快感もあります。

アメリカのペンシルベニア州にあるメアリーウッド大学のケリー・リチャーズは、メンタルヘルスの仕事に携わっている148名（平均42・38歳）に、どうやってストレスを解消しているのかを尋ねてみました。

メンタルヘルスの仕事というのは、他人のストレスを軽減するお手伝いをしているのですが、自分自身も相当にストレスを感じてしまいます。そのため、セルフケアによって自分のストレスを上手に解消しなければなりません。

では、彼らがどうやってストレス処理をしているのかというと、**自分の気分をよく**

頭を空っぽにできる行動を見つける

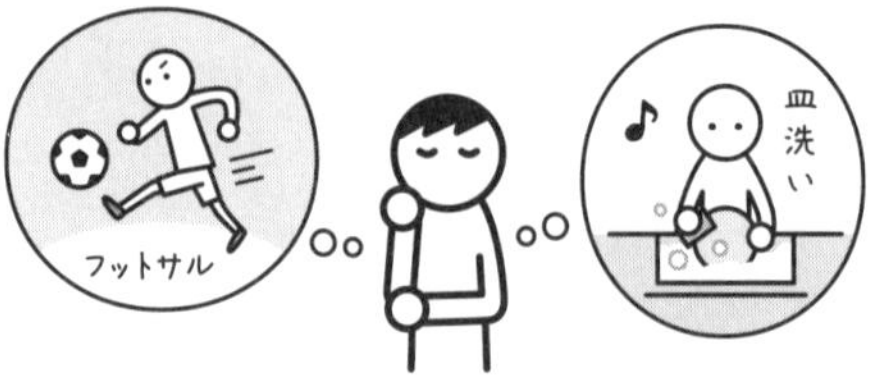

無心になれること ＝ストレス解消法

する活動を決めていることがわかりました。そうすることで彼らは自分の心理的健康を保っていたのです。

「私は、特に趣味がありません」
「何をすればいいのか、よくわかりません」

　という人ほど心を病みやすいので気をつけてください。自分のムードを変える方法を知っておかないと、ストレスを処理できませんから。

　自分の生活を振り返って探してみると、たとえば、「アイロンがけをしているときには、他に何も考えていない」といった無心になれる活動が見つかると思うので、それを自分のストレス解消法としてみてください。

おわりに

「人の一生は、重き荷を背負いて遠き道をゆくがごとし」という徳川家康の遺訓があります。まことにその通りだと思います。

一生、ずっとラクなままの人生など歩めるわけがありません。だれでも、ストレスという重い荷物を背負って、悩んで、苦しみながら人生を歩んでいかなければなりません。

はた目から見ると、うらやましくなるほどの人生を送っている人でも、内面ではさまざまな苦悩を抱え込んでいるもの。本人にしかわからない苦しみは確実にあるはずです。

そんな私たちに必要なのは、ストレスとうまく付き合っていく方法。

ストレスを完全に消滅させることはできないでしょうが、うまく付き合っていくコツさえわかれば、ストレスなど怖くもなんともありません。治療法がきちんと確立されている病気なら、怖くもなんともないのと一緒です。

ストレスについては、すでに膨大な知識が科学的に明らかになっています。本書では、そうした知識のエッセンスをコンパクトにまとめて紹介してきました。あまり自画自賛をしていると笑われてしまうかもしれませんが、本書をきちんとお読みいただければ、もう他にストレス関連の本を読まなくとも大丈夫なくらいに十分な知識は得られるはずです。

本書でさまざまなストレス対処法をご紹介してきましたから、「なるほど、こうすればいいいわけか！」と思えるような方法が一つでも、二つでも見つかったのではないかと思います。明日からでも、さっそくいくつかの方法を試してみてください。心がスッキリして、自信を持って「遠き道」を進めますよ。

お薬もそうなのですが、どの薬が自分に一番効くのかは、実際に飲んでみなければ何とも言えません。

ストレスの対処法についても、ある人によっては劇的に効いても、別の人にはまったく効かない、ということが多々ありますので、自分で試してみないとよくわかりません。できそうなものを選んで、片っ端から試していけば、必ず自分にぴったりの方法が見つかります。ひとつ試して効果がなかったからといって、すぐに諦めず、「さあ、次」と別の方法にもチャレンジしてみてください。

さて、最後になってしまいましたが、読者のみなさまにこの場を借りてお礼を申し上げます。最後までお付き合いいただき、著者としてこれほどうれしいことはありません。

現代社会は、ストレス社会。これからもお互いにずっと苦労はすると思いますが、ストレスに負けず、元気に、陽気に生きていきましょう!

内藤誼人

Worry, optimism, and expectations as predictors of anxiety and performance in the first year of law school. Cognitive Therapy and Research, 30, 667-676.

・Smeets, E., Neff, K., Alberts, H., & Peters, M. 2014 Meeting suffering with kindness: Effects of a brief self-compassion intervention for female college students. Journal of Clinical Psychology ,70,794-807.

・Soler, R. E., Leeks, K. D., Buchanan, L. R., Brownson, R. C., Heath, G. W., Hopkins, D. H., & The task force on community preventive services. Point-of-decision prompts to increase stair use. American Journal of Preventive Medicine ,38, S292-S300.

・Sylvia, L. G., Alloy ,L. B., Hafner, J. A., Gauger, M. C., Verdon, K. & Abramson, L. Y. 2009 Life events and social rhythms in bipolar spectrum disorders: A prospective study. Behavior Therapy ,40, 131-141.

・Toussaint, L., Shields, G. S., Dorn, G., & Slavich, G. M. 2016 Effects of lifetime stress exposure on mental and physical health in young adulthood: How stress degrades and for-giveness protects health. Journal of Health Psychology ,21, 1004-1014.

・Turner, S. M., Beidel, D. C., & Townsley, R. M. 1990 Social phobia: Relationship to shyness. Behaviour Research and Therapy ,28, 497-505.

・Warneken, F. & Tamasello, M. 2007 Helping and cooperation at 14 months of age. Infancy ,11, 271-294.

・Wells, A., Clark, D. M., Salkovskis, P., Ludgate, J., Hackmann, A., & Gelder, M. 2016 Social phobia: The role of in-situation safety behaviors in maintaining anxiety and negative beliefs. Behavior Therapy ,47, 669-674.

・White, M. P., Alcock, I., Wheeler, B. W., & Depledge, M. H. 2013 Coastal proximity, health and well-being: Results from a longitudinal panel survey. Health & Place ,23, 97-103.

・Wirtz, P. H., Elsenbrauch, S., Emini, L., Rüdisüli, K., Groessbauer, S., & Ehlert, U. 2007 Perfectionism and the cortisol response to psychosocial stress in men. Psychosomatic Medicine ,69, 249-255.

・Raposa, E. B., Laws, H., & Ansell, E. B. 2015 Prosocial behavior mitigates the negative effects of stress in everyday life. Clinical Psychological Science, 4, 691-698.

・Richards, K. C., Campenni, C. E., & Muse-Burke, J. L. 2010 Self-care and well-being in mental health professionals: The mediating effects of self-awareness and mindfulness. Journal of Mental Health Counseling ,32, 247-264.

・Rook, J. W. & Zijlstra, F. R. H. 2006 The contribution of various types of activities to recovery. European Journal of Work and Organizational Psychology ,15, 218-240.

・Rudd, M., Vohs, K. D., & Aaker, J. 2012 Awe expands people's perception of time, alters decision making, and enhances well-being. Psychological Science ,23, 1130-1136.

・Schmidt, N. B., Richey, J., Buckner, J. D., & Timpano, K. R. 2009 Attention training for generalized social anxiety disorder. Journal of Abnormal. Psychology ,118, 5-14.

・Schnall, E., Wassertheil-Smoller, S., Swencionis, C., Zemon, V., Tinker, L., O'Sullivan, M. J., Van Horn, L. ,& Goodwin, M. 2010 The relationship between religion and cardiovascular outcomes and all-cause mortality in the women's health initiative observational study. Psychology & Health ,25, 249-263.

・Scholey, A., Haskell, C.,Robertson, B., Kennedy, D., Milne, A., & Wetherell, M. 2009 Chewing gum alleviates negative mood and reduce cortisol during acute laboratory psy-chological stress. Physiology & Behavior ,97, 304-312.

・Schulz-Stubner, S., Krings, T., Meister, I. G., Rex, S., Thron, A., & Rossaint, R. 2004 Clinical hypnosis modulates functional magnetic resonance imaging signal intensities and pain perception in a thermal stimulation paradigm. Regional Anesthesia and Pain Medi-cine ,29, 549-556.

・Selhub, E. M., Logan, A. C., & Bested, A. C. 2014 Fermented foods, microbiota, and mental health: Ancient practice meets nutritional psychiatry. Journal of Physiological Anthropology, 33, 2. Doi:10.1186/1880-6805-33-2.

・Sheppes, G. & Meiran, N. 2007 Better late than never? On the dynamics of online reg-ulation of sadness using distraction and cognitive reappraisal. Personality and Social Psychology Bulletin ,33, 1518-1532.

・Siddique, H. I., LaSalle-Ricci, V. H., Glass, C. R., Arnkoff, D. B., & Diaz, R. J. 2006

Indoor rock climing(bouldering) as a new treatment for depression: Study design of a waitlist-controlled randomized group pilot study and the first results. BMC Psychiatry ,15, 201. Doi:10.1186/s12888-015-0585-8.

・Mackerron, G. & Mourato, S. 2009 Life satisfaction and air quality in London. Ecological Economics ,68, 1441-1453.

・Marselle, M. R., Irvine, K. N., & Warber, S. L. 2014 Examining group walks in nature and multiple aspects of well-being: A large-scale study. Ecopsychology ,6,134-147.

・Mocking, R.J.T., Harmsen, I., Assies, J., Koeter, M. W. J., Ruhé, H. G., & Schene, A. H. 2016 Meta-analysis and meta-regression of omega-3 polyunsaturated fatty acid supplementation for major depressive disorder. Translational Psychiatry, 6, e756:doi:10.1038/tp.2016.29.

・Mujica-Parodi, L. R., Strey, H.H., Frederick, B., Savoy, R., Cox, D., Botanov, Y., Tolkunov, D., Rubin, D., & Weber, J. 2009 Chemosensory cues to conspefic emotional stress ac-tivate amygdala in humans. Plos One ,4, e6415.

・Nota, J. A. & Coles, M. E. 2015 Duration and timing of sleep are associated with repetitive negative thinking. Cognitive Therapy and Research ,39, 253-261.

・O'Connor, D. B., Jones, F., E., Conner, M.,McMillan, B., & Ferguson, E. 2008 Effects of daily hassles and eating style on eating behavior. Health Psychology ,27, s20-s31.

・O'Neil, A., Berk, M., Itsiopoulos, C., Castle, D., Opie, R., Pizzinga, J., Brazionis, L., Hodge, A., Mihalopoulos, C., Chatterton, M. L., & Dean, O. M. 2013 A randomized, controlled trial of a dietary intervention for adults with major depression(the "SMILES" traial): Study protocol. BMC Psychiatry, 13, 114.

・Pawlow, L. A. & Jones, G. E. 2002 The impact of abbreviated progressive muscle relaxation on salivary cortisol. Biological Psychology ,60, 1-16.

・Penney, A. M., Miedema, V. C., & Mazmanian, D. 2015 Intelligence and emotional dis-orders: Is the worrying and ruminating mind a more intelligent mind? Personality and In-dividual Differences, 74, 90-93.

・Pinter, E. J., Tolis, G., Guyda, H., & Katsarkas, A. 1979 Hormonal and free fatty acid changes during strenuous flight in novices and trained personal. Psychoneuroendocri-nology, 4, 79-82.

to the need for recovery from work demands? Testing multiple mediators. Leisure Sciences ,33, 1-14.

・Kraft, T. L. & Pressman, S. D. 2012 Grin and bear it: The influence of manipulated facial expression on the stress response. Psychological Science ,23, 1372-1378.

・Kushlev, K. & Dunn, E. W. 2015 Checking email less frequently reduces stress. Computers in Human Behavior ,43, 220-228.

・Langer, E. J. 2009 Counterclockwise:Mindful health and the power of possibility. New York:Ballantine.

・Legrand, F. D., & Apter, M. J. 2004 Why do people perform thrilling activities? A study based on reversal theory. Psychological Reports , 94, 307-313.

・Lerner, J. S., Gonzalez, R. M., Small, D. A., & Fischhoff, B. 2003 Effects of fear and anger on perceived risks of terrorism. A national field experiment. Psychological Science ,14, 144-150.

・Levinson, D. B., Stoll, E. L., Kindy, S. D., Merry, H. L., & Davidson, R. J. 2014 A mind you can count on: Validating breath counting as a behavioral measure of mindfulness. Frontiers in Psychology ,24. Doi:10.3389/fpsy.g.2014.01202.

・Levinson, W., Roter, D. L., Mullooly, J. P., Dull, V. T., & Frankel, R. M. 1997 Physician-patient communication: The relationship with malpractice claims among primary care physicians and surgeons. Journal of the American Medical Association ,277, 553-559.

・Lieberman, M. D., Eisenberger, N. I., Crockett, M. J., Tom, S. M., Preifer, J. H., & Way, B. M. 2007 Putting feelings into words. Affect labeling disrupts amygdala activity in re-sponse to affective stimuli. Psychological Science, 18, 421-428.

・Lochman, J. E. & Wells, K. C. 2004 The coping power program for preadolescent ag-gressive boys and their parents: Outcome effects at the 1-year follow-up. Journal of Counseling and Clinical Psychology ,72, 571-578.

・Logel, C. & Cohen, G. L. 2012 The role of the self in physical health: Testing the effect of a values-affirmation intervention on weight loss. Psychological Science 23, 53-55.

・Luttenberger, K., Stelzer, E. M., Forst, S., Schopper, M., Kornhuber, J., & Book, S. 2015

Research, Practice, and Policy ,2, 83-92.

・Hardman, R. J., Kennedy, G., Macpherson, H., Scholey, A. B., & Pipingas, A. 2016 Adherence to a Mediterranean-style diet and effects on cognition in adults: A qualitative evaluation and systematic review of longitudinal and prospective trials. Frontiers in Nu-trition ,3. Doi:10.3389/fnut.2016.00022.

・Harris, K. J. & Kacmar, K. M. 2006 Too much of a good thing: The curvilinear effect of leader-member exchange on stress. Journal of Social Psychology ,146, 65-84.

・Hirth, J. M., Rahman, M., & Berenson, A. B. 2011 The association of posttraumatic stress disorder with fast food and soda consumption and unhealthy weight loss behaviors among young women. Journal of Women's Health ,20, 1141-1149.

・Holland, R. W., Hendriks, M., & Aarts, H. 2005 Smells like clean spirit. Psychological Science ,16, 689-693.

・Jackson, T., Weiss, K. E., & Lundquist, J. J. 2000 Does procrastination mediate the re-lationship between optimism and subsequent stress? Journal of Social Behavior and Personality, 15, 203-212.

・Kadri, N., Mouchtaq, M., Hakkou, F., & Moussaoui, D. 2000 Relapses in bipolar patients: Changes in social rhythm? International Journal of Neuropsychopharmacology ,3, 45-49.

・Khoraminya, N., Tehrani-Doost, M., Jazzayeri, S., Hosseini, A., & Djazayery, A. 2013 Therapeutic effects of vitamin D as adjunctive therapy to fluoxetine in patients with major depressive disorder. Australian & New Zealand Journal of Psychiatry, 47, 271-75.

・Killingsworth, M. A. & Gilbert, D. T. 2010 A wandering mind is an unhappy mind. Science ,330, 932.

・King, L. A. 2001 The health benefits of writing about life goals. Personality and Social Psychology Bulletin ,27, 798-807.

・Knight, B. G., Gatz, M., & Bengtson, V. L. 2000 Age and emotional response to the Northridge earthquake: A longitudinal analysis. Psychology and Aging ,15, 627-634.

・Korpela, K. & Kinnunen, U. 2011 How is leisure time interacting with nature related

Do better executive functions buffer the effect of current parental depression on adolescent depressive symptoms? Journal of Affective Disorders ,199, 54-64.

・Davila, J., Steinberg, S. J., Kachadourian, L., Cobb, R., & Fincham, F. 2004 Romantic involvement and depressive symptoms in early and late adolescence: The role of a preoccupied relational style. Personal Relationships ,11, 161-178.

・De Craen, A. J., Roos, P. J., de Vries, A. L., & Kleijnen, J. 1996 Effect of colour of drugs: Systematic review of perceived effect of drugs and of their effectiveness. British Medical Journal, 313, 1624-1626.

・Dooley, L. N., Slavich, G.M., Moreno, P. I., & Bower, J. E. 2017 Strength through ad-versity: Moderate lifetime stress exposure is associated with psychological resilience in breast cancer. Stress and Health ,33, 549-557.

・Dufouil, C., Pereira, E., Chêne, G., Glymour, M. M., Alpérovitch, A., Saubusse, E., Risse-Fleury, M., & Heuls, B. 2014 Older age at retirement is associated with decreased risk of dementia. European Journal of Epidemiology ,29, 253-261.

・Eberhart, N. K. & Hammen, C. L. 2009 Interpersonal predictors of stress generation. Personality and Social Psychology Bulletin ,35, 544-556.

・Fifield, J., McQuillan, J., Armeli, S., Tennen, H., Reisine, S., & Affleck, G. 2004 Chronic strain, daily work stress, and pain among workers with rheumatoid arthritis: Does job stress make a bad day worse? Work & Stress ,18, 275-291.

・Gerhart, K. A., Koziol-McLain, J., Lowenstein, S. R., & Whiteneck, G. G. 1994 Quality of life following spinal cord injury: Knowledge and attitudes of emergency care providers. Annals of Emergency Medicine ,23, 807-812.

・Ghiasi, A., Bagheri, L., & Haseli, A. 2019 A systematic review on the anxiolytic effect of aromatherapy during the first stage of labor. Journal of Caring Sciences ,8, 51-60.

・Gould van Praag, C. D., Garfinkel, S. N., Sparasci, O., Mees, A., Philippides, A. O., Ware, M., Ottaviani, C., & Critchley, H. D. 2017 Mind-wandering and alterations to default mode network connectivity when listening to naturalistic versus artificial sounds. Scientific Reports ,7,45273. Doi:10.1038/srep45273.

・Gupta, S. & Bonanno, G. A. 2010 Trait self-enhancement as a buffer against potentially traumatic events: A prospective study. Psychological Trauma:Theory, two-minute miracle. British Journal of Health psychology ,13, 9-14.

・Campos, B., Ullman, J. B., Aguilera, A., & Schetter, C. D. 2014 Familism and psychological health: The intervening role of closeness and social support. Journal of Cultural Diversity and Ethnic Minority Psychology ,20, 191-201.

・Calvete, E., Orue, I., & Hankin, B. L. 2013 Transactional relationships among cognitive vulnerabilities, stressors, and depressive symptoms in adolescence. Journal of Abnormal Child Psychology ,41, 399-410.

・Carroll, D., Ebrahim, S., Tilling, K., Macleod, J., & Smith, G. D. 2002 Admissions for myocardial infarction and World Cup football: Database survey. British Medical Jour-nal ,325, 1439-1442.

・Carton, A. M., & Aiello, J. R. 2009 Control and anticipation of social interruptions: Reduced stress and improved task performance. Journal of Applied Social Psychology ,39, 169-185.

・Chafin, S., Roy, M., Gerin, W., & Christenfeld, N. 2004 Music can facilitate blood pressure recovery from stress. British Journal of Health Psychology, 9, 393-403.

・Chang, A.M., Aeschbach, D., Duffy, J. F., & Czeisler, C. A. 2015 Evening use of light-emitting eReaders negatively affects sleep, circadian timing, and next-morning alert-ness. Proceeding of the National Academy of Sciences, 112, 1232-1237.

・Christakis, N. A. & Fowler, J. H. 2007 The spread of obesity in a large social network over 32 years. New England Journal of Medicine ,357, 370-379.

・Coan, J. A., Schaefer, H. S., & Davidson, R. J. 2006 Lending a hand: Social regulation of the neural response to threat. Psychological Science ,17, 1032-1039.

・Cohen, S. & Janicki-Deverts, D. 2012 Who's stressed? Distributions of psychological stress in the United States in probability samples from 1983, 2006, 2009. Journal of Ap-plied Social Psychology ,42, 1320-1334.

・Crum, A. J., Salovey, P., & Achor, S. 2013 Rethinking stress: The role of mindsets in determining the stress response. Journal of Personality and Social Psychology ,104, 716-733.

・Davidovich, S., Collishaw, S., Thapar, A. K., Harold, G., Thapar, A., & Rice, F. 2016

参考文献

- Ahern, J., Galea, S., Resnick, H., & Vlahov, D. 2004 Television images and probable posttraumatic stress disorder after September 11: The role of background characteristics, event exposures, and perievent panic. Journal of Nervous and Mental Disease ,192, 213-226.

- Amick, B. C.III. & Smith, M. J. 1992 Stress, computer-based work monitoring and measurement systems: A conceptual overview. Applied Ergonomics ,23, 6-16.

- Andrews, B., & Brown, G. W. 1995 Stability and change in low self-esteem: The role of psychosocial factors. Psychological Medicine, 25, 23-31.

- Armstrong, T. & Olatunji, B. O. 2012 Eye tracking of attention in the affective disorders: A meta-analytic review and synthesis. Clinical Psychology Review ,32, 704-723.

- Barton, J. & Pretty, J. 2010 What is the best dose of nature and green exercise for improving mental health? A multi-study analysis. Environmental Science & Technology ,44, 3947-3955.

- Bettis, A. H., Henry, L., Prussien, K. V., Vreeland, A., Smith, M., Adery, L. H., & Compas, B. E. 2019 Laboratory and self-report methods to assess reappraisal and distraction in youth. Journal of Clinical Child & Adolescent Psychology ,48, 855-865.

- Bringslimark, T., Hartig, T., & Patil, G. G. 2007 Psychological benefits of indoor plants in workplaces: Putting experimental results into context. HortScience, 42, 581-587.

- Brinol, P., Gasco, M., Petty, R. E., & Horcajo, J. 2013 Treating thoughts as material objects can increase or decrease their impact on evaluation. Psychological Science ,24, 41-47.

- Brumbaugh, C. C. & Fraley, R. C. 2015 Too fast, too soon? An empirical investigation into rebound relationships. Journal of Social and Personal Relationships ,32, 99-118.

- Burnett, K. M., Solterbeck, L. A., & Strapp, C. M. 2004 Scent and mood state following an anxiety-provoking task. Psychological Reports ,95, 707-722.

- Burton, C. M. & King, L. A. 2008 Effects of (very) brief writing on health: The

著者
内藤誼人（ないとう・よしひと）
心理学者。立正大学客員教授。有限会社アンギルド代表。
慶應義塾大学社会学研究科博士課程修了。
社会心理学の知見をベースにした心理学の応用に力を注いでおり、とりわけ「自分の望む人生を手に入れる」ための実践的なアドバイスに定評がある。
『図解　身近にあふれる「心理学」が3時間でわかる本』『面倒くさがりの自分がおもしろいほどやる気になる本』『気にしない習慣　よけいな気疲れが消えていく61のヒント』『自信をつける習慣　よけいな迷いが消えていく58のヒント』（以上、明日香出版社）など、著書多数。

イライラ・不安・ストレスがおどろくほど軽くなる本
2023年 8 月 20 日 初版発行
2024年 2 月 20 日 第14刷発行

著者	内藤誼人
発行者	石野栄一
発行	明日香出版社 〒112-0005 東京都文京区水道 2-11-5 電話 03-5395-7650 https://www.asuka-g.co.jp
デザイン・装画	藤塚尚子（etokumi）
本文挿画・図版	神林美生
組版	株式会社RUHIA
校正	株式会社鷗来堂
印刷・製本	シナノ印刷株式会社

ISBN 978-4-7569-2281-6